ro
ro
ro

Tobi Katze

Morgen ist leider auch noch ein Tag

Irgendwie hatte ich von meiner Depression mehr erwartet

Rowohlt Taschenbuch Verlag

4. Auflage Oktober 2015

Originalausgabe

Veröffentlicht im Rowohlt Taschenbuch Verlag,

Reinbek bei Hamburg, Oktober 2015

Copyright © 2015 by Rowohlt Verlag GmbH, Reinbek bei Hamburg

Umschlaggestaltung ZERO Werbeagentur, München

Umschlagabbildung Fuse / Getty Images

Satz Dolly PostScript (InDesign) bei

Pinkuin Satz und Datentechnik, Berlin

Druck und Bindung CPI books GmbH, Leck, Germany

ISBN 978 3 499 62927 3

Für meinen Bruder, den mutigsten Menschen, den ich kenne

Inhalt

Blei

Morgens bin ich manchmal einfach leer, als sei meine Seele die ganze Nacht gerannt. Erschöpft und verschwitzt will sie dann die Fresse halten und ihr Feierabendbier genießen. Wir sind ein zerstrittenes Ehepaar mit gegenläufigen Schichten.

Wenn ich dann im Bett liege, ist mein Körper Blei. Das Haus könnte brennen, ich hätte trotzdem Probleme damit, meinen Fluchtreflex anzuwerfen. Es ist nicht so, dass ich nicht aufstehen wollte – im Gegenteil. Aber ich bin einfach aus Blei. Aus tiefdunklem, farblosem Blei. Und auf mir liegt eine Decke aus noch mehr Blei. Und der Haufen Klamotten neben meinem Bett, den ich seit zwei Wochen mal dringend waschen sollte, der ist ebenfalls Blei. Und alles, was Forderungen an mich stellen könnte, ist sowieso aus Blei und bremst und liegt auf mir und lässt sich nicht fortdenken und wird mit jedem Gedanken daran noch schwerer.

«Hallo», sagt der Kleiderhaufen neben mir, «du, ich störe dich sehr ungern in deinem Rumliegen, aber magst du mich mal wegräumen? Ich komme mir ganz enorm übersehen vor.»

«Nee, ich seh dich schon», sage ich, «aber wo ist da der Sinn? Wenn ich dich wasche, landest du ja ohnehin wieder genau hier vor meinem Bett. Ich *könnte* dich in den Schrank räumen, aber ich nehm dich ja eh Stück für Stück wieder raus. Da kann ich dich doch auch gleich liegenlassen.»

«Aber eingeräumt sieht das viel ordentlicher aus.»

«Dieses Schlafzimmer hat seit einem Jahr keinen dauerhaften Besuch gehabt, der sich an Unordnung stören könnte. Der Rest war besoffen.»

«Touché», sagt der Kleiderberg.

Imaginäre Gespräche mit dem Wäschehaufen. Es gibt optimalere Szenarien, einen Tag zu starten, nehme ich an.

Man hat viel Zeit, wenn man nicht aufstehen, aber drüber nachdenken und sich Vorwürfe machen kann. Und verdammt – bin ich da gut drin. Man könnte fast meinen, ich würde das professionell betreiben. Aber wenn sich damit Geld verdienen ließe, würde ich garantiert den Zeitpunkt verpassen, was daraus zu machen.

Rationales Denken hilft mir in solchen Momenten erstaunlich wenig. Den ganzen Tag im Bett zu liegen, weil mich der Frust darüber, im Bett zu liegen, am Aufstehen hindert, ist eine perfide Endlosschleife von geradezu weltironischen Ausmaßen.

Man merkt, ich denke stets positiv. Andere Stärken habe ich an mir noch nicht entdecken können. Angeblich soll ich ja ein recht witziger Typ sein. Irgendwann hat mal jemand beschlossen, meine lethargische Verneinung jedweder Lebensrealität als humoristisch wertvoll anzusehen. Aber mein Dasein als Perpetuum mobile permanenter Frustration zu erleben ist dann doch eher anstrengend.

Wenn ich könnte, würde ich darüber lachen. Aber Lachen ist auch anstrengend.

Ich bin da irgendwie reingeschlittert. In mein jetziges «Leben». Wie das eben so ist, würde ich jetzt sagen, wenn ich wüsste, wie das eben so ist. Ich habe studiert, Germanistik, das kann man durchziehen, ohne sich richtig darauf einlassen zu müssen, aber danach habe ich nie wirklich lange bei einer Sache bleiben können. Ich bin hin- und hergetrieben zwischen Nebenjobs und Kunst als Selbstverwirklichung. Habe knallbuntschlimme Flyer in Fußgängerzonen verteilt, morgens um fünf LKWs entladen, sinnfrei Millionen Akten sortiert in den sommeraufgeheizten Katakomben der Innenstadtbüros. Habe Menschen das Gepäck getragen und später Geschichten über sie geschrieben, habe eigentlich alles gemacht – bis auf Panflöten in der Innenstadt spielen. Und dazwischen immer wieder: schreiben, schreiben, schreiben.

Ich habe mich so lange wie möglich vor der Vorstellung gedrückt, dass mein Leben mal eine produktive Richtung annehmen müsste. Und dann stand ich da, mit einem akademischen Abschluss, aber ohne die Fähigkeit, regelmäßige Arbeitszeiten einzuhalten. Meine einzige Entscheidung bis zu diesem Punkt war, mich nicht zu entscheiden. Entscheidungen sind das Schreckgespenst meiner Generation.

Also machte ich das einzig Richtige: Ich ließ mich treiben und tat, was ich schon immer getan habe. Nur dass ich mich seitdem Künstler nenne. Ich schreibe. Schreibe über meine Gedanken und mein Leben und versuche, darin so etwas wie einen Sinn zu finden oder zumindest einen witzigen Widerspruch für ein kurzes Gedicht, das ich dann auf einer Bühne in ein Mikrophon flüstern kann, um den Menschen eine gute Zeit zu bereiten.

Ganz konkret heißt das, dass ich eigentlich tun und lassen kann, was ich will.

Aber ich will nichts. Nur liegen und dass alles still ist.

Und dann rede ich mit meinem Wäschehaufen. So langsam beschleicht mich das Gefühl, dass mit mir irgendwas nicht in Ordnung sein könnte.

Wie glücklich ich wäre, das alles nur zu träumen. Die letzten zwei, drei Jahre mit einem Augenaufschlag verschwinden machen zu können. Denn: Seinen Traum zu leben ist ganz schön scheiße, wenn es ein schlechter Traum ist. Oder ein sehr langatmiger, in dem man die meiste Zeit nur lethargisch irgendwo rumliegt und alles reichlich ätzend findet.

Nichts ergibt mehr Sinn, jedes Aufräumen ist ohne Bedeutung, da ich ohnehin jeden Moment aufwachen werde. Ganz sicher werde ich aufwachen, und dann war all die Arbeit im Traum umsonst. Ich bin mir da ganz sicher. Genauso sicher, wie ich bin, dass ich mich da irre.

Es lebt sich konsequenzfrei in diesen Halbwelten. Und Aufwachen ist ein Traum, den ich schon vor langer Zeit aufgegeben habe.

Mein Ellenbogen schmerzt, er liegt auf einem Teller mit Brotkrümeln aus Stahl. Keine Ahnung, wie alt die sind. Über eine Woche auf jeden Fall. Die Zeit, sie vergeht so schnell, wenn man sich gut amüsiert …

Jedes Mal beim Einschlafen denke ich mir, diesen Teller aber wirklich mal wegräumen zu müssen. Früher ergab sich das ganz natürlich, egal, ob da neben mir wer im Bett schlief oder nicht – heute ergibt sich gar nichts mehr. Unter sechs Bier ist selten an Schlaf zu denken, aber der Pegel reicht leider nicht, um zumindest verkatert zu sein. Also auch keine Ausrede, nicht aufzustehen.

«Hätte ich letzte Nacht mal mehr gesoffen» ist eine Aussage, die nicht viele unterschreiben können. Aber Ausreden braucht der Mensch – so dringend wie Nahrung und DVD-Spieler. Ohne Ausreden, die man sich selber glauben kann, ist das Liegen-bleiben-Müssen, das Nicht-aufstehen-Können, ein Teufelskreis. Das habe ich gerade schon gesagt. Meine Gedanken kreisen seit Jahren so ziemlich jeden Tag stetig um dieselbe Achse von Schuld und Ursache. Ich fühle mich scheiße, weil ich nicht aufstehen kann, und ich kann nicht aufstehen, weil ich mich deswegen scheiße fühle. Aber erklär das mal einem Menschen. Noch mehr Unverständnis – kann man sich eigentlich nur noch selbst entgegenbringen.

Vielleicht sollte ich mal mit jemandem darüber reden. Meinem Therapeuten zum Beispiel. Andererseits: Da müsste man hingehen. Was Aufstehen bedeutet. Praktikable Lösungen sehen anders aus.

Ich frage mich wirklich, wie die Leute das machen. Allein die Vorstellung, jeden Morgen ohne jegliches Ringen mit sich selbst einfach aufzustehen … Wahrscheinlich braucht man dafür eines dieser berühmten Ziele, aber mein Ziel für heute ist mir noch nicht offensichtlich. Es gibt so viele Dinge zu tun, aber nichts, was mich treibt. Mal die viel zu fettigen Haare waschen – wäre doch ein nettes Ziel. Scheint mir in der Theorie sogar ganz machbar. Anderes – nicht so sehr.

Ich würde zum Beispiel ganz gerne eine neue Bühnennummer schreiben, damit Menschen wieder lachen können. Irgendwie ist das ja mein Job, aber Themen finden sich so schwer, wenn man nur im Bett liegt und auf Facebook behauptet, Schriftsteller zu sein. Denn der Blick in die Welt, über die sich zu schreiben lohnte, ist von meinem Bett aus recht begrenzt. Ich kann ins Wohnzimmer linsen, und was ich da sehe, ist nicht gerade vielversprechend. Und durchs Wohnzimmer hindurch in den Flur – da ist nur große, müde Dunkelheit.

Es wäre heller beziehungsweise könnte es dort und in mir selbst heller sein, wenn ich es denn schaffte, die Glühbirne im Flurlicht auszutauschen. Das wäre auch mal so 'n Ziel, denke ich. Es müssen ja nicht immer die großen Dinge sein. Eigentlich wäre ich schon froh, heute nicht im Bett zu verhungern. Lampe wäre so das Highlight. Oh Mann.

Jemand hüstelt dezent. Ist wahrscheinlich der Wäschehaufen.

«Ich hab dich nicht vergessen. Nur keine Lust.»

Meine Psyche möchte mir in solchen Momenten sicher etwas mitteilen. Aber für die Zukunft erwarte ich eine schlüssige Argumentationskette und klare Kommunikation.

«Ich setz dich auf meine To-do-Liste, wie wär das?», schiebe ich hinterher, um die Wäsche zu beruhigen.

«Ach, fick dich», sagt die Wäsche.

Richtig toll, mit sich und den eigenen Bedürfnissen im Einklang zu sein. Immerhin motiviert mich diese herzerwärmende Konversation aufzustehen – allerdings nur, um den Wäscheberg *demonstrativ* zu ignorieren. Ich *könnte* ihn waschen und wegräumen – aber den Teufel werde ich tun. Man muss auch mal Grenzen setzen. Den Pflichten Grenzen setzen. Sonst tanzt einem das eigene Ordnungsempfinden irgendwann auf der Nase rum.

«In your face, organisierter Haushalt», flötet mein Bewusstsein also und lässt mich leichtfüßig aus dem Bett über Hosen, Socken und T-Shirts ins Wohnzimmer schlurfen, ohne auch nur einmal das Parkett zu berühren.

Mein Leben ist so voller Widersprüche, dass ich mich manchmal dafür bewundere, immer noch aufrichtig davon verwirrt zu sein.

Stille

«Katze!»

Jones schwenkt ihre Arme euphorisch über die Köpfe der Bedienungen, die so zielsicher unchaotisch zwischen den Tischen umherschweben, dass sie im Menschenwirbel der Bar mein Fels und Ruhepunkt sein können. So wie man sich bei Seegang einen Fixpunkt an Land sucht, so suche ich ihn unter Menschen, damit mich die Bewegungen und Geräusche, die Masse an Leben nicht aus dem Gleichgewicht bringen.

Das Haus zu verlassen ist eine Flucht vor dem Sichverstecken. Ich habe den ganzen Tag, verdammt, das fällt mir gerade auf, die ganze verschissene Woche, wie gelähmt im Bett verbracht. Aber abends rausgehen – ist kein Thema. Es muss mich nur etwas ziehen. Bier zum Beispiel. Mir selbst diesen Widerspruch zu erklären ist mir bisher noch nicht gelungen. Ich verstecke mich, vor Menschen und Leben, und dieses Verstecken führt mich manchmal unter Leute, um wenigstens den Gedanken daran, wie furchtbar ich mich selber und mein gelähmtes Liegen finde, stummzusaufen. Oder leiser.

Jones zu treffen ist ein Bonus, mehr nicht. Freunde treffen ist nichts, was ich wirklich gerne tue. Es ist Teil einer Maske: bloß niemand merken lassen, dass ich allein und nirgendwo sein will. Niemand darf das merken, damit ich es selbst nicht merke. Ergibt das irgendeinen Sinn? Nein? Gut, dann deckt sich das mit dem Rest meines Lebens.

Ich kann mich unter zahllosen Menschen einsam fühlen und mich gleichzeitig für dieses Gefühl verachten, weil es mir wahnsinnig *unoriginell* vorkommt. Ich meine, man nimmt an so vielem Teil, wenn man sich zwischen feiernden Menschen hindurchquetscht, an Gesprächen und Gerüchen, hat erstaunlich intime Körperkontakte mit Ellenbogen und Ärschen, die sich an einem vorbeireiben, aber Teil davon ist man trotzdem nicht.

Ich kämpfe mich durch ein Kreuzfeuer aus Querschlägern. Ich bekomme Dinge ab, aber ganz sicher nichts, was für mich bestimmt ist. Die ganze gute Laune zum Beispiel, die nicht meine ist. Wie ein Treppenhaus zur Mittagszeit. Fremde Mittagsdüfte schleichen mir in die Nase, aber wenn ich die Wohnung aufschließe, köchelt da nichts für mich, und im Kühlschrank nur abgelaufene Mayonnaise. Oder, schlimmer, nicht abgelaufene Mayonnaise. Die ich dann leider auch noch essen kann. Pur. Mit einem Löffel.

Jones schwenkt inzwischen nichts mehr, starrt nur durch die Crazy Party People hindurch, als wolle sie die Masse teilen wie das Schwarze Meer. Oder einfach zerteilen. Kann man bei ihr nicht so genau sagen. Misanthropie ist ein Hobby von ihr, genauso wie überschäumende Euphorie mit nahtlosem Übergang in Zynismus. Galgenhumor sagt sie manchmal dazu, aber mir mag nie aufgehen, an welchem Galgen dieses hübsche, talentierte Mädchen nun genau hängen soll. Ist alles nur Attitüde, sagen die schwarzen Fingernägel, als sie sich um ihre halbvolle Bierflasche schließen, die Sekunden später geleert vom Mund zurück auf den nikotingebeizten Holztisch wandert.

Scheiße, denke ich, Jones hat gut vorgelegt, da musst du nachziehen. Also winke ich Meret an der Theke ein kurzes «Hallo» zu, sodass mir irgendwer ein Bier in die Hand drücken wird. Es hat Vorteile, Stammgast zu sein.

Wir kommen seit Jahren hierher, Jones und ich, in den Laden mit diesem unfassbar bescheuerten Namen. *Blume*. Wer nennt seine Kneipe so? Und vor allem: Warum? Keine Ahnung, ob das wegen diesem Dings oben auf dem Bier so heißt oder wegen romantischem Grünzeugs. Passt aber beides nicht, denn alles ist aus dunklem Holz hier, und Bier gibt's nur in Flaschen. Dortmund halt. Aber die *Blume* ist mehr für uns als eine Kneipe. Hier können wir einfach sein, ohne uns beweisen zu müssen, niemand, der urteilt. Wir tauchen unter. Ich glaube, das hat uns immer verbunden. Zwei Taucher im selben stillen See.

Die ersten Worte, die wir je gewechselt haben, gingen gemeinsam mit uns in einem stürmischen Ozean aus Pearl Jam unter. Beide waren wir Anfang zwanzig und auf Landgang gewesen, an die Schrankwand irgendeiner WG-Küche gespült. Partys waren schon früher wie Wasser für mich und ich ein davon umspielter Fremdkörper, meilenweit zu erkennen. Ein Fels ohne Brandung. Ich betrachtete das formlose Treiben rings um mich, die mir rätselhafte Leichtigkeit, mit welcher die Leute ins Gespräch kamen. Und mir gegenüber stand Jones, die mir mit ihrem schweigenden, schweren Blick voller Nichtverstehen unter Wasser Tauchergrüße zuwarf. Vier Flaschen lang standen wir uns gegenüber, tranken, um die Menschen zu ertragen. Bier war unser Sauerstoff, den wir zum Überleben brauchten. Er ist es bis heute.

Dann nickten wir uns irgendwann zu und versuchten, etwas zu sagen.

«Ist dein Bier auch leer?» war meine Frage gewesen.

«Ich möchte nicht hier sein. Ich möchte nirgendwo sein», hatte sie geantwortet, und beides hatte Eddie Vedder verschluckt.

Wir verstanden uns nicht, sahen nur bewegte Münder, und auf einmal war keiner von uns mehr allein damit, die Dinge um sich herum nicht zu begreifen. Seither verstehen wir gemeinsam die Dinge nicht und schwimmen in regelmäßigen Abständen in angrenzenden Gewässern ein Stück des Weges zusammen.

Jones malt, wofür mir die Worte fehlen, in lebensverwirrtem Aquarell und schwerem Öl. Sie malt, was sie nicht versteht, damit andere es für sie tun. Wirft ihre Verwirrung auf Hauswände mit Sprühdosen, mit fein gestochener Tinte auf ihre eigene und manchmal fremde Haut. Vielleicht, um all das abzugeben, loszulassen, zu erzählen. Und was Jones sich nicht erlaubt, sich nicht erlauben kann, loszulassen, das schreibe ich fest in meinen Geschichten, damit es einen Namen hat, gebannt werden kann und nicht gefürchtet werden muss von uns. So tun wir es seit Jahren.

Und immer mal wieder, wenn die Zeit und wir es brauchen, schaffen wir eine kleine, furchtlose Stunde für uns. Wie heute, und es bleibt unausgesprochen, was da geschieht. Es geschieht einfach.

Ich ziehe die letzten Meter allein meine Bahnen durch die Menschenmenge der Bar, und dann, endlich, schiebe ich mich neben Jones. Ihre Lederjacke quietscht, als sie lächelnd die Arme hinter den Kopf schiebt, um ihre schwarzen Haare festzuzurren.

«Starke Jacke», sage ich. «Aber man versteht dich kaum, wenn du dich bewegst.»

Jones grinst nur breit und bewegt die Arme flügelschlagend auf und ab.

«Katzerich …», flötet sie unter all dem Lederjackengequieke, «ich bin ein Vogel. Ein quietschender, bösartiger Vogel.»

Dann lacht sie und schlingt einen Arm um mich.

«Ist schön, dich zu sehen. Wie geht's dir, Alter?»

«Meine Wohnung ist der Vorgarten von Mordor, und jedes Mal, wenn ich in den Kühlschrank schaue, überkommt mich der unbändige Wunsch, diesen Teller Nudeln wegzuwerfen, zu dem ich irgendwie eine ungesunde Bindung aufgebaut habe. Aber ich bringe es nicht übers Herz.»

Sie funkelt mich erschreckend unirritiert an und schweigt.

«Außerdem spricht meine schmutzige Wäsche mit mir.»

«Tobi ... du bist schon einer von den Verrückten», sagt sie dann gestelzt versöhnlich und winkt fahrig in die Leere der menschlichen Masse vor uns.

«Findest du es nicht auch furchtbar still hier?»

Über die Musik und die durcheinanderschießenden Worte, das Gläserklirren und die vibrierenden Blicke hinweg ist ihre Stimme kaum zu vernehmen, und doch ist es still. Der Tresen belagert mit Pinnchen und verwaschenen Existenzen, die über Erikas, Birgits und Manfreds reden und wo die alle hin sind, verschwunden aus ihren Leben, und dann weitertrinken. Die Discokugel zerstückelt buntes Licht zwischen Band-Plakaten und kämpft gegen die Dunkelheit an, die über den Boden heraufkriecht. Der Wirt mit dem Iro reicht Bier an die dahinter gedrängten Studenten, die sich zwischen blutroten Tischkerzen intelligente Anekdoten über die dunklen Holztische zubrüllen, Bierflaschen aneinanderstoßen.

Sie alle sind still. Nicht akustisch. Nicht lautlos. Aber wirkungslos. Es ist alles da, es scharrt und schnarrt und stampft, aber es scheint mir nicht echt, nicht echt in dem Sinne, wie mir diese Stille derzeit echt erscheint. Es ist wie ein Fernsehbild, ein Fernsehton – nicht ganz in meiner Realität. Abgekapselt und wiedergegeben, aber nicht erlebt.

«Findest du es nicht auch furchtbar still hier?»

Ich verstehe Jones' Worte und den Sinn, aber was antwortet man darauf? Männer sind nicht verloren in einer Welt, die so viel lebendiger ist als sie selbst. Männer haben Kontrolle. Über Emotionen und das Leben. Schwäche zeigen als Stärke zu sehen ist eine wunderschöne Utopie, die aber selbst tief in mir keinen Sinn ergeben will.

Ich sage nichts, obwohl ich schreien will, dass mich das alles nicht berührt, dass ich weiß, was sie meint. Aber ich mache nur einen dummen Scherz und brülle: «WAS? – ICH VERSTEH DICH NICHT!» Was für eine beschissene Scheiße.

Diese Maske ist so fest angewachsen und Teil von mir, ich bekomme sie nicht runter. Nicht einmal vor Jones, die jedes Stück meiner Seele auswendig kennt. Und vielleicht sogar besser als ich selbst. Sie kann sehen, was ich nicht sehen will, und hat längst zusammengefügt, was ich als unbegreiflich widersprüchlich empfinde. Ein Schweigen, zwei Menschen. Jones und ich.

Ansonsten geht der Abend aber. Nur dieses Stille-Ding, das ist schon hinderlich beim Seelenfrieden. Wahrscheinlich brauche ich einfach Bier. Schreie ich also wieder, betont zu laut: «ICH BRAUCH ENDLICH EIN BIER!», und dann warte ich ab, was Jones so sagt, aber Jones sagt gar nichts mehr. Und so schauen wir beide weiter in diese aufflackernde Geräuschkulisse, die nur Akustik, aber keine Regungen produziert, und mischen unser Schweigen sanft und gleichmäßig mit hinzu in den Raum, der es bereitwillig aufnimmt.

Vielleicht hoffe ich, dass mein Schweigen sich neben ihres setzt, dass sie sich in ihrer Stille nicht alleine fühlt. Aber mein Schweigen ist zu schüchtern, um richtig verstanden zu werden. Ihres hingegen ist fast schon hart in diesem Moment, mehr Spundwand, an der die Menschen zerschellen, denn Sandstrand, an dem die Gespräche sich totlaufen. Was Stille doch sagen kann.

«Hier, dein Bier», flötet Meret und fährt sich verschmitzt durch ihr rosenrotes Haar, während sie die Flasche elegant auf den Tisch schiebt.

«Du bist die beste Bedienung der Welt», sage ich kurz und lächle ihr so lange penetrant entgegen, bis sie wieder in der dunklen Stille verschwindet.

Schweigend trinken wir, schaffen es zwei Liter weit, ohne auch nur ein Wort zu wechseln. Jones genießt wahrscheinlich die idyllische Lautlosigkeit des Seins. Ich versuche, darin nicht zu ertrinken und gleichzeitig nicht von so viel Bedeutungslosigkeit in diesem Raum verzehrt zu werden.

Nach meinen Standards ist das eigentlich ein ganz guter Abend: Immerhin habe ich was getrunken und war unter Menschen. So geht das ja angeblich, dieses Sichamüsieren, Freundetreffen, Ausgehen. Man macht das ja so.

Am Ende stehen wir wortlos auf. Wir versuchen das zumindest. Jones gibt direkt auf und lässt sich unter kreischendem Lachen auf den Boden kullern. Die Melancholie verpufft, meine Hand greift unter ihren Arm und zieht sie zurück in eine sozial akzeptierte Haltung.

«Katzerich ... ich bin doch kein Vogel.»

«Nicht?»

«Nein. Ich bin ein ... weiß ich nicht. Vielleicht ein Vogel.»

«Hast du grad schon gesagt, Jones.»

«Ja?»

«Werd mal weniger betrunken, sonst nenn ich dich Johanna.»

Jones strafft sich augenblicklich, als hätte sie nie ein Bier getrunken. Oder höchstens die Hälfte. Man muss nur die Schwachstelle kennen.

«Trägst du mich nach Hause?»

«Aber klar doch, Johanna.»

«Geht schon wieder.»

Draußen fallen wir zweimal um. Vielleicht dreimal. Zählen ist eine gemeinsame Schwäche von uns. Wir können eher gut mit Worten.

«Du bist 'n guter ... äh ... scheiße.»

«Freund?»

«Nee, das andere ...»

«Typ?»

«Nee. Warte. Doch. Du bist 'n ... Typ ... glaub ich.»

«Und du ... auch.»

Und wir meinen das vollkommen ehrlich. Auch wenn wir nicht genau wissen, was nun eigentlich genau.

Müssen wir jetzt nicht irgendwie heulen?

«Mensch, Herr Katze, was bedrückt Sie?», fragt mein Therapeut.

«Diese Teppichfarbe», sage ich, «vor allem diese Teppichfarbe. Ich bin erstaunt, dass Sie als Mensch noch so einwandfrei funktionieren.»

Der Teppich ist aber auch wirklich zum Kotzen. Orientalisch verschwurbeltes Popelgrün mit deutlich fehlgeschlagenen Ambitionen, es einmal zur Leopardenoptik zu bringen. Da muss man schon derbe einen an der Murmel haben, denke ich bei mir, um so was auch nur ansatzweise schön finden zu können. Oder halt Therapeut werden.

Mein Therapeut allerdings hat sie noch erstaunlich alle beisammen und ist dazu auch noch geduldig. Er lächelt. Ich fläze mich in meinem Sessel. Hinter mir tollt ein Haufen Kuscheltiere verstörend intim auf einer Matratzenlandschaft herum. Und Farne. Überall Farne. Boden: Farne. Fensterbank: Farne. Tisch: Farne. Ja. Plural. Neben der Tür: Farne. Überall wächst irgendwas, und wenn nichts wächst, dann sind da kopulierende Kuscheltiere oder eben Sessel, von denen aus wir diesen sexuell aufgeladenen Dschungelnachbau in all seiner Detailtreue betrachten müssen.

Schon irre, was einem so alles auffällt, wenn man krampfhaft versucht, sich nicht mit sich selbst zu beschäftigen. Wahrscheinlich stehen da eigentlich nur zwei Gewächse traurig irgendwo herum, und ein Stoffaffe ist über den kleinen Elefanten gestolpert, aber ich male mir die Realität immer groß und verstörend, wenn ich das Gefühl habe, im Mittelpunkt zu stehen.

Schauen Sie doch mal, hier, diese Vase, die ist doch nun wesentlich spannender als ich. Ikea, sagen Sie? Das ist ja allerhand. Solche Gedanken spuken dann in meinem Kopf umher. Einem wird ja beigebracht, mehr an die anderen zu denken und weniger an sich selbst. Vielleicht denke ich manchmal ein bisschen zu viel an die anderen. Vielleicht bin ich deswegen hier. Mag aber auch an dieser nicht näher definierten Persönlichkeitsstörung liegen, die ich angeblich mit mir herumtrage. Interessieren täte mich der Grund schon, aber was man nicht weiß, weiß man nicht.

Ich komme schon eine ganze Weile hierher, in dieses Farnspektakel von Therapiezimmer.

Zugegeben, ich hatte mich vor einem Jahr bei meinem Hausarzt ein bisschen nebulös ausgedrückt: «Ich hab das Gefühl, es nicht wert zu sein, geliebt zu werden. Ich bin leer. Also, so gefühlsmäßig. Psychisch. Verstehense?»

Das kann ja nun wirklich alles bedeuten. Medizinisch, meine ich.

«Haben Sie Fieber?»

«Nein.»

«Woher wissen Sie das?»

«Ich hab ein Thermometer zu Hause.»

Ich solle dann bitte trotzdem mal kurz den Mund aufmachen. Keine Ahnung, vielleicht gibt's depressiven Belag auf der Zunge. Ich will jetzt nicht urteilen. Als sich auch da nichts fand, gab man mir schon fast zähneknirschend diese hochpräzise, eloquente Diagnose: «Nicht näher definierte Persönlichkeitsstörung.»

Wow.

Merke: Wenn du dich scheiße fühlst, ohne Belag auf der Zunge zu haben – hast du eine gestörte Persönlichkeit. Mit so einer dezidierten Diagnose darf man dann aber auch wirklich zum Psychologen. Vorher natürlich nicht. Da muss schon ein Fachmann einmal in den Mund reingucken. Um die Simulanten auszusortieren. Was weiß ich, Medizin ist ein komplexes Feld. Das ist ja clever gemacht in unserem Gesundheitssystem. Nicht dass irgendwann jeder zum Psychologen rennt, nur weil er morgens nicht aus dem Bett kommt. Das wäre ja was. Nein, da muss schon ein «richtiger» Arzt vorgeschaltet sein, dem man dann sagt: «Es geht mir nicht gut, so mental.»

Und dann fragt der Arzt: «Also mental geht es Ihnen nicht so gut?»

«Ja, genau», antwortet man dann. «Mental.»

Daraufhin lehnt der Arzt sich grübelnd zurück, faltet die Finger und spricht mit Grabesstimme: «Ich habe herausgefunden, dass es Ihnen nicht so gut geht. Mental. Ich schreibe das jetzt hier auf einen Zettel. Damit ist es offiziell.»

«Da hat sich Ihr Medizinstudium aber gelohnt», spricht man ehrfürchtig, verlässt die Praxis, und ein knappes halbes Jahrhundert später hat man dann schon einen Therapieplatz. Das ist ein richtig durchdachtes System für Menschen, die es oftmals nicht einmal schaffen aufzustehen. Wenig Aufwand. Einfach schön gemacht. Die Wartezeit kann man gut mit Liegen rumbekommen. Oder dem Versuch, sich nicht umzubringen. Das klappt meistens. Und dann tritt man, wie ich, jede Woche einmal in ein farnverziertes, helles Zimmer und darf sich in einen Sessel setzen. Und reden.

Wir reden, über mich, die Welt, das Wetter, meine Exfreundin, meine Eltern, Schwestern. Mal wird nachgefragt, mal nicht so sehr. Und irgendwie fühlt es sich nicht so an, wie ich mir Therapie immer vorgestellt habe. Ich liege nicht. Keine Couch, kein gar nichts.

«Müssten Sie nicht mal langsam ein bisschen rumtherapieren bei mir?», frage ich ihn, weil mir dieses ewige Zuhören suspekt wird. «Müssen wir uns nicht irgendwie an die Hände fassen und heulen oder so was? Soll ich dem Kuscheltier von meiner Geburt erzählen? Oder einfach 'ne Runde meditativ summen?»

Wie gesagt, ich tue erstaunliche Dinge, wenn es zu vermeiden gilt, mich mit mir selbst zu beschäftigen. Und gerade, also derzeit, da geht's ja auch ganz gut. Also, mir. Meine ich. Sollte mein Therapeut besser auch so sehen. Ich will ja nicht wie so ein hilfsbedürftiger Psycho wirken. Ist alles nur Stress.

Scheinbar gelangweilt trippeln meine Finger einen sehr ungeraden Takt. Unsere Blicke spielen Fangen. Irgendwann kann meiner seinem nicht mehr ausweichen, er lächelt schief und zieht Augenbrauen und Schultern entschuldigend nach oben.

«Was denken Sie gerade?», fragt mich mein Therapeut, nachdem wir eine ganze Weile umeinander herumgetänzelt sind, ohne auch nur ein Wort darüber zu verlieren, wie absolut phantastisch es mir geht.

«Ich denke», sage ich, «dass ich keinen Grund habe zu klagen.»

Mann, Mann, Mann, wie verloren und alleine so ein Satz in einer psychotherapeutischen Praxis doch rumstehen kann. Beeindruckend. Der Satz schaut sich um, ob da noch irgendwas kommt, und muss dann feststellen: nö. Da kommt nichts mehr. Hoffentlich ist der Mann mit diesem Einzelkind der belanglosen Sätze zufrieden. Ich versuche, das auch zu sein, und nicke und presse meine Lippen fest zusammen, ganz fest. Luft durch die Nase rein und raus, rein und wieder raus, nicht heulen, bloß nicht heulen, denke ich. Was soll der Mann denn sonst halten von dir?

«Wenn Ihnen danach sein sollte zu weinen – das wäre völlig in Ordnung», sagt er fast hoffnungsvoll.

«Ach, wir können ruhig noch ein bisschen reden. Wie war Ihr Wochenende?»

«Es soll hier nicht um mich gehen, sondern um Sie, Herr Katze. War Ihr Wochenende denn besonders?»

Was für ein schlauer Fuchs. Wie er das nur macht? Irgendwie finden diese Therapeuten ja mit einer Zielsicherheit, die unter anderen Umständen beängstigend wäre, deine Schwachstelle. Arschlöcher würden so was ausnutzen, aber Therapeuten sind zum Glück keine Arschlöcher, die müssen selber vorher so ein Anti-Arschloch-Seminar besuchen, bevor die bei anderen unter die Mütze gucken dürfen, das ist schon ganz gut geregelt.

Mein Wochenende war ziemlich unspektakulär, ich habe mit Jones stumpf gesoffen und dann zwei Tage alleine und still im Bett gelegen, mich gehasst und es zwischendurch sogar geschafft, Kaffee zu kochen.

«Mein Wochenende war super», sage ich also, «richtig was erlebt.»

«Soso.»

«Jaja.»

«Na dann.»

«Ja.»

Wir schweigen.

«Sie haben im Bett gelegen und die Tapete angestarrt, oder?»

Ich zögere.

«Ja, schon», sage ich dann, «aber das war Raufaser. Das ist irre Action für die Augen.»

«Sie sind ein seltsamer Vogel, Herr Katze», schmunzelt mein Therapeut.

«Ist das Ihre offizielle Meinung, oder haben Sie das jetzt so lapidar daherformuliert?»

«Hochoffiziell», lacht er da, «das geht so in meine Unterlagen.»

«Find ich gut, damit kann ich leben.»

«Ist es denn wichtig für Sie, was andere von Ihnen halten?

«MEINE FRESSE, sind SIE gut», fährt es aus mir heraus. «Das ist ja beängstigend.»

Und bevor er darauf irgendetwas erwidern kann, schiebe ich hinterher: «Und fragen Sie jetzt bitte nicht, warum ich das beängstigend finde. Das war genug Erkenntnis für heute. Ich will ja noch ein bisschen was haben von dieser Therapie.»

Er lacht und streichelt abwesend seinen Farn wie ein treues Haustier. Ein treues, dummes, totes Haustier.

«Ich gebe Ihnen mal eine kleine Aufgabe mit auf den Weg: Versuchen Sie, sich weniger die Gedanken anderer zu machen.»

Er lässt diesen Satz papierfliegergleich durch den Raum gleiten, damit ich Zeit habe, ihn zu verstehen. Wir stehen auf und schauen uns an.

«Wir sehen uns, Herr Katze.»

Dann gibt er mir sanft die Hand und schließt hinter mir die Tür.

Untertitel

Ich bin die ersten Minuten nach meinen Therapiebesuchen immer ein bisschen out-of-this-world, mit den Gedanken ganz bei mir und vergesse, dass noch Dinge wie «die Straße vor der Tür der Praxis» existieren. Nach dem hochtherapeutischen Händedruck zum Abschied trete ich nach draußen und bin regelmäßig geblendet vom Sonnenschein der Realität. Dann schalte ich für gewöhnlich mein Telefon wieder ein und schlendere die ersten Meter raus aus der Praxistür, um die Kurznachrichten und verpassten Anrufe der letzten Stunde zu begutachten. Das ist so ein Ritual, das mir zeigen soll, dass die Welt auf mich wartet. Mich vermisst. Dass es Menschen gibt, die mich brauchen. Leider ist so etwas für den Arsch, wenn da dann nichts passiert ist. Keine Nachrichten. Keine Anrufe. War klar.

Mann, ich glaube, ich würde mich *selbst* ganz schön ätzend finden, wenn ich von mir wüsste, dass ich so ticke. Also, noch ätzender.

«Tobi?»

Ein Schatten fällt auf mein Smartphone und redet mit mir in einem überquellenden Überfluss viel zu guter Laune für meinen Zustand. Kennt der Schatten mich?

Das ist alles unwirklich, weil ich ja gerade erst quasi aus meinem Kopf herausmarschiere, und dass direkt dahinter so knallhart die reale Welt wieder beginnt, nicht gefiltert durch ein Smartphone, wo man alles noch ein paar Minuten wegdrücken kann, das ist zu diesem speziellen Zeitpunkt einfach schlecht vorstellbar.

Noch während mein Kopf sich hebt, hat der Schatten «Was machst du denn hier?» gefragt. Was ich mal hart unhöflich finde. Ich stehe zwanzig lässige Schritte neben der Praxis meines Psychotherapeuten, und ich habe mir ganz explizit vorgenommen, dass mich hier keiner zu kennen oder zu erkennen hat, weil die Realität erst später beginnt. Ungefähr eine halbe Stunde später, wenn ich an meiner Bushaltestelle stehe, um mit der 460 wieder zurück in die Wirklichkeit zu fahren. Da existieren dann auch wieder Menschen, die von sich aus mit mir interagieren dürfen. Vorher möchte ich ein Geist sein, ganz für mich, und durch Menschen hindurchgehen können. Eine halbe Stunde, die ich brauche, um aus dem reinen Befassen mit mir selbst zurückzuwandern in eine Welt, die nicht nur aus mir besteht. Ich dachte, das Universum hätte das mitbekommen. Hat es anscheinend nicht.

Und so muss ich in ein bekanntes Gesicht schauen. Ohne halbe Stunde Auszeit. Direkt nach der Therapie. Lene lächelt. Aber ich kann nicht zurücklächeln, weil mich das Arschlochtum des Universums grad noch ein bisschen ärgert. Ganz schön egozentrierte Nummer. Aber dass das Universum ein Vollpfosten sein kann, ist ja jetzt nicht die unfassbar große Neuigkeit.

«Hallo», sage ich dann etwas unentschlossen. Das ist mir alles zu spontan hier. Einfach so auf Menschen treffen.

Das Problem hat Lene sicher nicht. Sie freut sich immer, wenn sie Menschen trifft, wenn wir uns treffen und dann redend durch die Welt spazieren. Und auch wenn sie gar nicht wissen kann, dass sie mich vor der Praxis eines Psychologen trifft, bin ich mir dennoch bereits sicher, dass sie bestürzt ist, mich vor der Praxis eines Psychologen zu treffen. Das höre ich in ihrer Stimme.

Aber all das lässt sich Lene natürlich nicht anmerken, sie strahlt einfach nur, dass es sich fast in den Gläsern ihrer schwarz umfassten Brille spiegelt.

«Witzig, was machst du denn hier?» meint eben nicht: «Witzig, was machst du denn hier?», sondern:

Psychotherapie. Oha. Du bist schon ein ganz schöner Honk.

Ich kann das nicht nur glasklar hören, ich kann das förmlich lesen. Unter ihre und alle Worte legen sich bei mir nämlich diese Untertitel, die mir Gespräche übersetzen, in eine Sprache, die ich verstehe.

Dann wehen Wind und ihr ständig bebender, schmaler Körper, der sich immer in drei Richtungen gleichzeitig bewegen will, so voller Energie scheint er mir, Wind und Körper wehen Lene schwungvoll zu mir.

Sie umarmt mich zur Begrüßung, fast zärtlich, aber bevor sie mir mitleidig auf die Schulter klopfen kann, wegen Psychotherapie und Honksein und so, mache ich einen kleinen Schritt zurück. Nähe zu Menschen ist ein seltsames Gefühl in diesem Moment. Ich weiß es nicht genau, mir steht der Sinn nach Sicherheit und Alleinsein. Ich will gerne «Nein» sagen können. Zu allem. Zu dem hier. Aber ich schaue nur verwirrt auf den Boden und tue so, als hätte ich irgendetwas verloren. Ironischerweise stimmt das auch irgendwie. Schätze aber, die Fähigkeit, normal mit mir und anderen Menschen umzugehen, die wird da nicht auf dem Asphalt vor der Praxis rumliegen. Aber schauen kann man ja mal. Schadet nichts. Lene betrachtet ebenso den Boden, und ich merke, wie ihre Blicke auf meinen Asphalt kriechen, meinen Raum. Also schaue ich wieder hoch und sage: «Dachte, ich hätte was verloren.»

Sie lächelt nur und zuckt vergnügt die Schultern.

Ich find's peinlich, was du hier abziehst, sagen die um sie schwebenden Untertitel.

Aber wir beide sprechen das nicht aus und verhalten uns weiter so, als wäre nichts. Als würden wir uns nur zufällig auf der Straße treffen, einfach so, als hätte sie mich nicht bei meinem großen Geheimnis ertappt und mich dafür verurteilt. Und ich tue so, als fiele mir all dies nicht auf, als sei ich das naive Häuflein Mensch, für welches Lene mich wohl hält, das man ruhig verachten und belügen kann.

Gleichzeitig weiß ich, dass das totaler Kappes ist, was mir mein Herz da einflüstert. Natürlich weiß ich, dass das alles nicht stimmt, und ich weiß es gleichzeitig nicht. Meine Gedanken sind ein Bahnhofsgebäude von Hundertwasser.

Ihr azurblaues Haar weht in mein Gesicht und vor ihres, sodass die Brille und das runde Kinn hinter einem Wasserfall verschwinden.

Lene ist für mich konserviert: ihr Haar buntes Wasser, sanft den Kopf herabgeflossen, wenn sie wieder neben mir Gedichte auf Servietten schrieb und Bierdeckel, bevor wir auf die Bühne gingen. Wortverliebt am Mikro standen, ich neben ihr, und sie schon damals so ungebremst und kraftgeladen.

Wir funktionierten zusammen. Ich konnte ihr zuhören, das wird der Grund gewesen sein. Sechseinhalb Stunden nebeneinanderstehend im Intercity durch Deutschland hasten und all das für nur fünf Minuten auf einer offenen Bühne. Dass wir beide wahnsinnig sein mussten, war klar – aber das verbindet nicht. So ziemlich jeder auf diesen Bühnen hat ein irrationales Feuer. Sich aufzureiben, nur um Literatur für ein paar Minuten lebendig sein zu lassen, gehört schon fast zum guten Ton. Man schläft zu dritt im Wohnzimmer des Veranstalters auf dem Fußboden, der einzig ruhige Ort in diesen

Tour-Tagen ist die Dusche. Man redet über Bahnstrecken und Bahnhöfe und vielleicht mal über Kunst, zu dritt um einen Küchentisch gedrängt, auf dem zwei volle Aschenbecher den Vormittag enthalten. Bunt gewürfelt findet sich da ein Freundeskreis, Freunde auf Zeit aus dem ganzen Land, so fühlt sich dieses Unterwegssein mit der Kunst an. Mal begleiten einen die gleichen Leute für fünf Tage, mal nur für einen Abend. Freundschaftsrotation.

Und vor ein paar Jahren waren da eben auch einmal Lene und ich, aus derselben Stadt, aber nur von ferne bekannt, eine Woche gemeinsam unterwegs, aus dem Ruhrgebiet rauf bis nach Bremen und zurück, ausgestreckt im Fahrradabteil irgendeiner Regionalbahn an die Rucksäcke gelehnt. Während Münster an uns vorbeizog, meinte Lene, ihre Mutter, die fehle ihr. Ganz sanft und unvermittelt. Das war kein Abladen von Emotionen, kein Ballast, der über Bord geworfen werden musste, und ich der Einzige, der da war, um das aufzufangen. Ich war keine Müllhalde für Lenes abgewetzte Vergangenheit, wo man die Dinge manchmal hinerzählt, einfach nur, um sie abzulegen, nicht mehr still in sich zu tragen. Sie erzählte nicht für sich – sondern für mich. Und ich konnte zuhören, ich wollte zuhören.

Vielleicht muss man einige Tage mit jemandem auf Tour gewesen sein, um nachvollziehen zu können, was daran so besonders ist. Nach endlosen Tagen aufeinander, miteinander, da braucht es einen Draht, der viel, viel länger, heißer als andere glühen kann, ohne Schäden zu erleiden. Zuhören ist der Moment, der Menschen macht. Ich weiß nicht, was die Leute davor sind, aber jedenfalls keine richtigen Menschen, mit denen ich mich unterhalten könnte. Oder wollte. Vor diesem Moment sind Worte buntes Lichtgewitter, substanzlos und flüchtig. Das ist reden. Aber Menschen reden nicht, sie erzählen, sie verleihen ihren Worten Masse, Gewicht, sodass sie kreisen können um dich. Zumindest für mich ist es so. Die Worte und ich sind dann zwei Körper irgendwo im All, deren Massen einander zur Interaktion ermutigen. Lene und ich fanden füreinander einen Weg, an diesem Tag im Zug, wenige Worte mit ausreichend Masse zu versehen, auf dass sie kreisen konnten.

Und trotz alledem – will ich nicht, dass sie hier ist und mit mir spricht. Lene ist eine meiner Liebsten – das weiß mein Kopf. Seit Jahren weiß er das. Und mein Kopf weiß, dass ich von ihr nichts zu fürchten habe. Das alles weiß mein Kopf. Mein Herz aber, das fürchtet sich davor, bei Menschen zu sein. Es zwingt mich, das Telefon nicht zu nehmen, nicht nehmen zu wollen, keine Nummern zu wählen, wochenlang oder Monate. Denn mein Herz, das ist auf der Hut und sieht gern Gespenster. Und trotz des Wissens darum sind beide Gefühle gleichwertig, völlig gleichwertig und existieren nebeneinanderher. Wider besseres Wissen, in beide Richtungen. Ich kann nicht auf nur einen Teil davon hören, da sie beide gleich laut rufen. So was kann einem ganz schön die Schuhe ausziehen und einen in zwei Menschen reißen, die beide nur dem folgen wollen, was ihnen richtig scheint, aber gefangen sind in einem Körper. Zwei Seelen wohnen, ach! Ganz crazy shit.

Meine Seele ist anscheinend wirklich beschädigt, wie Psychologen das so sagen in ihrer einfachen Art. Sie ist kaputt, und ich habe keine Ahnung, ob ich sie je wieder reparieren kann, da ich nicht einmal weiß, was ihr eigentlich fehlt. Und ob ihr etwas fehlt oder ob das eine Sollbruchstelle war, schon immer darauf ausgelegt, eines Tages gemeinsam mit mir zu zerbrechen.

«Bock auf Kaffee?», fragt Lene ganz trivial.

Warum siehst du eigentlich so beschissen müde und verbraucht aus?, fragen die Untertitel. Und ich kann gar nicht anders, als einfach «Ja» zu sagen zu Kaffee, obwohl ich alleine sein will. Aber ich darf nicht «Nein» sagen oder «Ich wäre gern alleine», ich darf und kann das nicht. Und ich darf und kann nicht verstehen, warum ich das nicht kann und darf. Das verbietet mir mein Herz. Es ist schwach in diesen Dingen, und meine eigene Meinung, mein eigener Wille, mein Wohlfühlen, all das steht ganz unten, wenn es um Dinge geht, auf die es zu achten gilt. Die es zu achten gilt. Ich kann nicht «Nein» sagen, denn das wäre unhöflich. Was soll Lene von mir denken?

Wir schlendern also, gemütlich, durch Sonnenschein und Innenstadt, und der Jutebeutel an ihrem Arm wippt vergnügt wie Lene selbst vor und zurück. Wir passieren die kleine Pizzeria, Geruch gebratener Salami zieht durch mich hindurch, Holzkohle und Teigaroma. Von überall schieben sich Menschen völlig frei kurz in mein Leben herein und hinaus, durch die Fußgängerzone, lachend und beschäftigt. Ich spüre das Kopfsteinpflaster nicht durch meine Schuhe, als wir den Markt passieren, den Brunnen, der so hastlos dasteht und einfach ist, und Lene redet wie der Wasserfall, der ihre Haare sind. Die Untertitel rauschen vorbei, und der Grundtenor ist, dass es ihr derzeit reichlich gutgeht und dass ihr Leben wesentlich sinnvoller ist als meines. Danke, denke ich, schön, dass du direkt unter die Gürtellinie schlägst. Sag doch gleich, ich soll mich umbringen.

Und gleichzeitig denke ich, dass ich sie gerne mag und mich freue und hoffe, dass es mir auch mal wieder so gehen könnte. Irgendwann. Was für ein wundervoller Gedanke. Und traurig.

Wir lassen uns auf Stühle fallen, warme Korbstühle, und bestellen Kaffee im sonnigen Glanz polierter Metalltische.

«Und was macht die Liebe?», fragt sie mich.

Immer noch niemand, der es mit dir aushält, hm? Kann ich verstehen.

Ich weiß nicht, was ich darauf antworten soll, und sage: «Na, irgendwie soll es nicht. Gibt Schlimmeres.» Keine Ahnung, worauf das jetzt bezogen war, aber es passt auf beides und stellt Lene zufrieden.

«Du bist echt so ein netter Kerl.»

Du bist kein Mann. Du bist naiv und ein Waschlappen.

«Hmm», sage ich.

«Ich glaube, ich sollte dich mal einer meiner Kolleginnen von der Arbeit vorstellen.»

Du gehst mir auf die Nerven. Vielleicht kann ich dich jemand anderem aufhalsen, damit ich dich nicht mehr ertragen muss.

«Ach, das wäre ja cool. Danke.»

Und so geht es weiter – und weiter. Mit der Zeit werden die Untertitel etwas unscharf, manchmal verliere ich sie dann aus dem Blick. Aber wenn ich sie lesen kann wie jetzt, sind sie angefüllt mit Bosheit und Verachtung, völlig grundlos. Der kleine Teil in mir, der versteht, dass die Untertitel nicht echt sind, der redet auf mich ein. Vergebens.

Ich werde wütend – auf Lene, auf mich – und müde. Bin hin- und hergerissen zwischen «Lass uns was trinken» und «Ich will ein Stein sein» und weiß mich nicht zu wehren gegen die eigenen Gefühle. Sie sind da und bleiben, unkontrolliert und roh, der Hass und Selbsthass und die Selbstverachtung dafür, dass es so fühlt in mir. Alles spielt gegen mich, auch die eigene Vernunft und der rationale Geist, da sie mir einhämmern, ich sei dumm, so zu fühlen, ohne Unterlass. Und dann fühle ich mich dumm und ungeliebt zugleich, von allen anderen und letztlich auch von mir selbst. Das Gefühl ist diffus und mächtig, eine Flutwelle. Also springe ich auf, denn das ist besser, als darunter zermalmt zu werden.

«Ich muss los», sage ich unvermittelt. «Ich hab noch zu tun. War schön mit dir», lüge ich hinterher, werfe einen Zehner auf den Tisch und lasse meine Arme um Lene fliegen. Sie schaut überrascht, bevor sie aufsteht. Dann fällt mir auf, dass wir in dieselbe Richtung müssen. Müssten. Aber ich kann jetzt nicht, will jetzt nicht noch länger diesen Menschen neben mir, keinen Menschen neben mir.

Panik schlendert behaglich hinter uns, versucht gar nicht erst, sich anzuschleichen. Ganz gemächlich. Sie weiß, dass sie gleich darf, sich nicht beeilen muss, mich zu erwischen. Ich kann ihre Schritte hören. Meine Finger krallen sich um mein Smartphone in der Tasche, fast wie ein Krampf. Dann atme ich tief ein, hoffe, dass das Geräusch im Verkehrslärm ertrinkt, und ziehe es heraus, direkt an mein Ohr.

«Was? Ach so. Oh ... Okay. Ja, sicher. Dann bei dir. Kann ich verstehen. Klar ... Ja ... Nein. Kein Problem. Bei dir. Okay.»

Dann «lege ich auf» und stemme ratlos die Hände in die Hüften. Lene ... schaut.

«Ach, blöd», sage ich. «Ich muss zum Termin woandershin.»

«Oh, okay», sagt Lene lächelnd.

«Ja ... in die Südstadt.»

«Ach, schade», sagt Lene und wirft sich um meinen Hals. «Dann fahren wir wohl nicht zusammen.»

«Nein. Leider nicht. Tut mir leid.»

«Kannst du doch nix für.»

«Ja, stimmt. Komm gut nach Hause.»

«Du auch … später oder so.»

Mann, bist du ein schlecht schauspielerndes Arschloch. Aber okay, ich tue mal so, als würde ich dir das abkaufen, und lache dich zu Hause aus.

Und so verschwindet Lene zwischen den geparkten Autos, und ich stehe ratlos still. Ich kann jetzt nicht nach Hause. Was, wenn Lene mich sieht? Ja, scheiße.

Zwei Stunden fahre ich ziellos mit der Straßenbahn umher. Von Endstation zu Endstation. Manchmal, denke ich, als die Bahn kreischend ein letztes Mal anfährt, manchmal kann es mein Leben auch echt übertreiben mit seinen Metaphern.

Die Unordnung der Welt

Wenn man Ungeziefer nur lange genug anstarrt, stirbt es irgendwann. Da lautet das Geheimnis: Ausdauer. Bei dem vollgekrümelten Teller in meinem Bett hingegen bin ich mir da nicht so sicher. Ich liege, mal wieder, und ich würde wirklich gerne behaupten, ich täte das nur, um bei dem Teller nach dem Rechten zu sehen. Stimmt natürlich nicht, ich liege einfach ohne Grund angezogen im Bett herum. Aufgewacht bin ich, aufgestanden, habe mich angezogen, versucht, der Welt gegenüberzutreten, und mich direkt wieder hingelegt. Den Gedanken, dass ich doch etwas vorhaben müsse heute, habe ich unter der Bettdecke erstickt.

Außer diesen ewigen Therapiesitzungen gibt es keinen Anlass mehr, die Wohnung zu verlassen. Ich habe alle Anlässe abgeschafft, bin eingemauert in Stille und diese ganz persönliche Dunkelheit, die ich durch irgendwas verdient haben werde. Und wie mich dieses ganze Reden, dieses dusselige «Wie war Ihre Woche?» – «Beschissen, und Ihre?» nervt. Wie mich das aus dieser Stille herausziehen soll, das weiß ich nicht.

Ich wandere mit den Blicken stumm von den Schuhen, die immer noch an meinen Füßen ruhen, weiter hinab in das Tal aus Tellern und Bierflaschen, das sich weitläufig um mein Bett herum erstreckt. Mein Bett ist ein Aussichtspunkt, von dem aus ich auf das Chaos blicken muss, das der Alltag in mir hinterlässt. Die Stadt hinter dem Fenster scheint auf mich herab, graue Gebäude, die hier oben nur noch in Ausläufern existieren, Blick frei auf den Himmel und Bäume und das große Nichts dazwischen. Aufstehen und herumlaufen –

bringt es nicht. *Ich* bringe das nicht. Kommt mir völlig sinnlos vor. Und nicht «sinnlos», wie man das so dahersagt, wenn man meint, etwas sei vergebens, sondern wirklich «sinnlos» im Sinn des Wortes. *Kein Sinn*, denke ich in diesem Halbschlafwachzustand, dieser Halbwelt, während ich zwischen den Tellern und Flaschen und Brotkrümeln und Selbstverachtung vor mich hin existiere.

Und dann beschließt mein kleiner Mikrokosmos «Bett» einfach mal spontan, zu kollabieren. Es klingelt. An der Tür.

Irre, wie schnell eine Laune vom beschissenen Gefühl der Lethargie und Weltverneinung in das andere beschissene Gefühl von Panik und Furcht kippen kann. Mein Geist steht kerzengrade, während mein Körper noch schlaff im Bett vor sich hin fault. Wer kann das sein? Warum sollte irgendwer was von mir wollen? Und vor allem: was?

«Hallo, ich bin's!», sagt der Stress.

«Keine Zeit», sage ich, «ich hab grad Stress.»

«Kein Ding», ignoriert mich der Stress. «Ich hab Kuchen mitgebracht. Lass uns 'n Film schauen.»

Einen Film also. Okay.

Der Projektor springt ratternd an, der Filmvorführer in meinem Kopf schreckt träge hoch, spuckt seine filterlose französische Zigarette beiläufig auf den Fußboden und grunzt verärgert, schlüpft in seine löchrigen Filzpantoffeln und stiert hektisch auf die achtlos vor ihm aufgetürmten Filmrollen. Welchen Film soll er einlegen? Den Gasableser? Nein. Attraktive Frau, die mal spontan beschlossen hat, auf gut Glück an irgendeiner Tür zu klingeln, um die Liebe ihres Lebens kennenzulernen?

Ach, komm. Wär schön, aber nicht mal *ich* bin verrückt genug, daran zu glauben. Das weiß der Filmvorführer leider auch.

Prüfend gleitet sein Blick über die verschiedenen Filmrollen am Boden. Er schmunzelt.

Meine Panik steigt – ich habe keine Ahnung, vor was ich nun Angst haben soll.

«Mach mal locker», grummelt der Filmvorführer und greift beherzt in den Haufen hinein, zieht zielsicher eine porös gespielte Filmrolle hervor und wirft sie in einer einzigen flüssigen Bewegung in den Projektor. Vorhang auf, es knistert, der Film beginnt.

Fanfaren: falsche Tür.

Es will bestimmt niemand zu mir. Einfach verdrückt. Ich atme tief durch. Gefahr abgewehrt.

Es klingelt noch einmal.

Der Projektor rattert gemütlich vor sich hin. Weiterhin: falsche Tür.

Ich bin beruhigt. Hier ist niemand, der irgendetwas von mir will. Nicht noch eine weitere Aufgabe für mich, die ich nicht erfüllen kann. Atmen nicht vergessen.

Mein Telefon klingelt. Alter, denke ich, dafür, dass da niemand zu mir will, ist dieser Niemand aber ganz schön penetrant.

Irgendwann gibt der falsch Verbundene vor der falschen Tür auf. Mein Telefon schweigt, die Klingel schweigt. Wunderbare Ruhe.

Der Projektor verliert an Fahrt.

Mein Herzschlag beruhigt sich, ganz langsam fahre ich wieder runter.

Piep, piep.

Eine Kurznachricht erhalten.

Piep, piep.

Zwei Kurznachrichten erhalten.

Der Projektor will wieder anlaufen. Aber dann reißt die Filmrolle.

Piep, piep.

«WOLLT IHR MICH EIGENTLICH ALLE VERARSCHEN?»

Ich brülle mein Telefon an. Sichtlich eingeschüchtert bleibt es stumm.

«Nein, nur Kaffee trinken ...», wabert es dumpf durch meine Wohnungstür hindurch.

«Woher weißt du, dass ich zu Hause bin?», rufe ich aus dem Bett in den Flur.

«Weil du mit mir redest, du Depp.»

Mein Freund Cem ist einer, der gerne mal blöde Antworten auf blöde Fragen gibt.

«Wir sind verabredet, du Vogel.»

Muss ich verdrängt haben.

«Ach, weiß ich doch», rufe ich. «Ich muss mir nur noch was anziehen.»

Muss ich also tatsächlich aufstehen. Kommunikation ist ein Fluch.

Mein Körper wälzt sich einigermaßen behände meinem längst schon im Wohnzimmer wartenden Verstand hinterher aus dem Bett. Mit Druck von außen geht so was immer gut. Frage mich, warum ich selbst diesen Druck nicht aufbauen kann. Oder den Willen. Na ja.

Voller Entzücken stelle ich fest, dass ich bereits angezogen bin, und lasse dann meinen Blick durch das Wohnzimmer gleiten.

Voller Entsetzen stelle ich fest, dass es in etwa das Äquivalent zu «nicht nur nackt, sondern irgendwie grad mitten beim Ficken erwischt die Tür aufmachen» ist.

So kann hier doch keiner rein. Scheiße.

Ich wühle meine Hände in den Wäschestapel, der vom Sofa über beide Sessel reicht, und versuche, ihn ins Schlafzimmer zu werfen. Das klappt so zur Hälfte. Ein Schneeregen dreckiger Unterwäsche fegt über meinen Wohnzimmerboden und zaubert pittoreske Landschaftsbilder in die einstmals so unbefleckte Einöde aus verstaubtem Parkett und Pizzakartons. Die Hälfte, die es bis ins Schlafzimmer schafft, begräbt immerhin einige Flaschen und Teller unter sich.

Super. Läuft. Paniklevel 70. Von maximal 10. Stimmt schon, was ich Jones letztes Wochenende gesagt habe. Das hier ist der Vorgarten von Mordor. Nur, dass irgendwie noch Kuchen auf dem Tisch rumsteht. Meine zittrigen Finger mantschen zwei halbgefüllte Teller mit Sahnegebäck aufeinander, und ich sprinte Richtung Küche. Kein Platz zum Abstellen. Durch die Wohnungstür höre ich Cem penetrant den Super-Mario-Soundtrack summen. Sprinte weiter mit den Kuchentellern ins nächste Zimmer. Bad. Na gut. Muss gehen. Ab in die Dusche damit. Kurzzeitig freue ich mich über die ganze Energie, die ich plötzlich so aufbringe. Ungewohnt. Aber toll.

Auf dem Rückweg kicke ich zwei Jogginghosen aus dem Flur ins Wohnzimmer. Schöne Flugbahn, denke ich noch. Dann reißen sie meinen toten Farn vom Beistelltisch. Schön, der musste eh mal raus. Dieses ständige Gießen, ist doch utopisch, dass man das schafft. Wer hat bitte Zeit für so etwas?

«Alles klar bei dir?», ruft es dumpf durch die Wohnungstür.

«Ja, sicher. Ich brauch nur noch 'ne … Hose.»

«Okay.»

Ich zeige Cem einen Mittelfinger durch die Tür und höre meinem Herzrasen zu.

Ich kann mich beim besten Willen nicht erinnern, verabredet gewesen zu sein. Das mag allerdings daran liegen, dass ich kaum noch richtig zuhöre, weil so viel anderes in meinem Kopf umherkreist. Weil ich eben nicht höre, was die Menschen sagen, nur verstehe, was sie bestimmt gerade denken. Und es ist ein bisschen verwirrend, sich immerzu die Gedanken anderer zu denken. Zumal da nur Scheiße bei rauskommt.

«Ey Oğlum, musst du die Hose noch stricken, oder was?»

Warum verabrede ich mich eigentlich mit Menschen? So ganz ohne Fluchtweg? Ich muss wahnsinnig sein, dass ich mir immer noch erlauben will, ein Sozialleben zu haben. Warum tut man sich so was an? Mein «Herzschlag» ist inzwischen ein konstantes Rauschen.

White Noise.

Ach, scheiße, denke ich, das haste jetzt verkackt. Sei ein Mann.

Ach, Quatsch, denke ich zurück und reiße panisch meine Jacke hinter der Couch hervor, schwinge mich in Sekundenbruchteilen zur Hälfte hinein und bügle mein Gesicht frei von Stressmerkmalen. Dann herunter zu ausdruckslos. Schiebe mir ein verschüchtertes Lächeln die Lippen hoch. Dem Menschen geht es so gut, wie er es sich selbst glaubhaft vorspielen kann. Mein verfallenes, zur Hälfte aufgebautes Regal winkt mir traurig zu.

Ich kann jetzt nicht, zische ich ihm im Geiste entgegen. Ich muss erst mal zusehen, dass keiner mitbekommt, wie es aussieht hier, kannste einsehen, oder?

Das Regal versteht und zeigt Nachsicht. Dann öffne ich behutsam die Tür, während ich mir die Jacke langsam vollends auf die Schultern gleiten lasse, und zwänge mich elegant in die Sichtlinie zwischen Cem und den Überresten meiner Wohnung. Drängle mich viel zu nah an viel zu früh ergrautem Stoppelbart vorbei. Ziehe die Tür bestimmt hinter mir zu und scharre mit den Füßen die ersten Stufen des Treppenhauses hinunter.

«Äh», stammelt Cem, «wollten wir nicht ... Kaffee bei dir?»

«Du, ich brauch dringend noch ...»

’ne Ausrede. ’ne richtig gute Ausrede könnte ich jetzt gebrauchen. Warum muss ich unbedingt aus dem Haus und irgendwo anders hin? Warum denke ich nicht vorher über so einen Scheiß nach, wenn ich ohnehin die ganze Zeit im Bett liege? So was ließe sich da doch prima erledigen.

«Ich brauch noch so ’n Dings.»

Irgendwas Überzeugendes. Einen Alltagsgegenstand. Aber nicht so profan wie Brot. Das geht zu schnell. Etwas, bei dem man sich ein bisschen Zeit lassen muss.

«Ja?»

Was hat man zu Hause, was ist unauffällig, aber was braucht jeder?

«So ’n Wireless-WLAN-Ding.»

«Einen Router? Hast du nicht vorletzte Woche erst ...»

«Der ist ... kaputt.»

Wir schlendern gemeinsam die Treppe hinunter, weiter weg von meiner Wohnung mit jedem Schritt.

«Wireless-WLAN», spöttelt Cem und lässt dabei die Stimme lachend hüpfen wie seinen unscheinbaren Bauch, im Takt der Treppenstufen. «Du bist auch so ’n Wireless-WLAN, du Vogel.»

«Na ja», sage ich, «dann liegen die Kabel nicht so rum, hab ich mir überlegt. Ist viel ordentlicher so.»

Hoffentlich krieg ich den ganzen Scheiß auch wieder umgetauscht, denke ich, sonst wird das mit den Besuchen irgendwann echt ein Problem.

Minus 9dB

Warum muss sich Dubstep immer anfühlen, als würde ich zum Takt der Feuersirene rhythmisch in eine Kreissäge springen? Warum gefällt mir das? Ich werde den Eindruck nicht los, als wären vor geraumer Zeit zwei sehr gute Antworten auf diese Fragen in Wodka-Red-Bull ertrunken.

Ich tanze unter freiem Himmel irgendeinem Wochentag davon. Zeit und Menschen treiben an mir vorbei wie das dunkelgraue Kanalwasser an meiner Seite, so wie vor zwei Tagen irgendwann auch Cem weitertrieb, aus meinem weißen Panikrauschen heraus.

Das Gras war einmal grün, aber Dortmunds Studenten haben sich ihr eigenes Habitat ertanzt, hier neben der kleinen, schon vor Jahren weggesprengten Brücke nördlich vom Hafenviertel, zu der sich nur selten ein Fußgänger verirrt. Aus dem Grün ist Braun geworden, und die fallende Sonne wird es grau werden lassen, wenn dann noch jemand hinschauen und Farben sehen kann und will. Wir flirren Leuchtstäbchen durch die Luft, Leuchtstäbchen schwenken wir wie Zigaretten wild umher, Leuchtstäbchen in den Bäumen und Haaren, obwohl es noch hell und freundlich ist da draußen, am Himmel über uns.

Und ich tanze.

«Warum tanzt du nicht?», brüllt mir Flippo ins Ohr, den wir alle nur Flippo nennen, weil keiner seinen echten Namen weiß. Er selbst wahrscheinlich auch nicht. Flippo ist eines von diesen Sonnenkindern, diesen Partyarschlöchern, die immer gut aussehen, egal wie sturzbetrunken und weit draußen im Drogenweltraum sie auch sein mögen. Immer sitzen die blonden Haare unter der Kappe extrem geil und lässig, immer baumelt da ein Kettchen im weiten Ausschnitt, und immer hängen die Hosen ein ganzes Stück tiefer als bei einem selbst. Ich mag Flippo, denn mit ihm bleibe ich nie lange alleine und erst recht nicht unbetrunken.

«Ich tanze doch», schreie ich zurück in Richtung der berstenden Bassbox neben dem Generatorwagen, aber Flippo lacht nur, winkt ab und tanzt davon, um sich wieder von der Menge schlucken zu lassen, die um mich herumschwappt.

Tanze ich also wohl nicht.

Und tatsächlich, ich stehe nur da, bin ganz undefiniert abgestellt von mir selbst, ganz dazwischen. Manchmal wirkt stillstehen wie laufen für mich, wie tanzen und rennen so anstrengend. Bloße Existenz vermag mich zu erschöpfen, und ich muss innehalten und innerlich nach Atem ringen. Denn es ist laut und bunt und laut und bunt und laut und bestimmt auch wild, aber mein Blick fällt nur auf den Becher in der Hand und die Flüssigkeit darin. Mein Arm gleitet samt Becher ungefragt nach oben, Mund auf, auch wenn es scheiße schmeckt, es geht rein, damit ich aus mir rauskomme.

Synchron hebt und senkt sich die Menge in diversen Takten, Köpfe rauf und runter, dazwischen blitzen Jan und Christoph auf, dann nur noch Jan, dann wieder Christoph und Jan, dann keiner, dann wieder die beiden. Dann sind sie neben mir, umarmen mich von allen Seiten und schießen mit ihren Getränken auf meines zu. Alles knarzt plastikhaft zusammen.

«Prost!», brüllt Jan unter seiner Wollmütze hervor, und deutet in Richtung des kleinen Abhangs, der sich gegenüber dem Kanal erstreckt, zu dem man flüchten kann, wenn die Menge zu viel zu werden droht, so wie jetzt. Je weiter sich das Epizentrum der Musik von uns entfernt, desto leichter fühlt sich denken an. Christoph hat seinen Arm um mich geschlungen, reibt mir fahrig den Kopf. Ich setze dem keine Kraft entgegen.

«Na, Alter?»

Ich sage nichts, versuche nur, einen Schritt vor den anderen zu setzen, ohne dass mich sein Arm aus dem Gleichgewicht bringt.

«Hab ich zu viel versprochen?», fragt er dann.

Die Sonne scheint. Immer noch. Die Hitze läuft zäh an mir herab, bleibt hängen, um Fäden zu ziehen. Alles juckt, Gras und Schweiß. Sommerluft.

«Wir rauchen jetzt erst mal schön einen, wa?»

Ich weiß nicht, wer das fragt, ob Jan oder Christoph.

«Jannek, baust du?»

Wir lassen uns fallen in einen kühlen Schatten, hinter der Senke meine ich den Kanal zu hören, der friedlich dort liegt, zwischen dem verzerrten Bassgerausche hindurchfließt. Jan kramt in den Seitentaschen seiner kurzen Khakis. Nach und nach fallen ihm sein Tabakbeutel und ein kleines Plastiktütchen in die Hand. Er dreht, wir trinken.

«Ist schon geil hier», sage ich, um das Schweigen zu füllen und weil mir scheint, ich müsse jetzt so etwas sagen, weil man das eben so sagt, wenn man mitgeschleift wird aus dem eigenen stillen, kleinen Kosmos irgendwohin, wo es laut ist und sich die Menschen amüsieren.

Wo man nicht sein will. Wohin man gezerrt wird. Von

Menschen wie Flippo, Christoph und Jan, die da plötzlich vor meiner Tür standen. Rausgehen, was erleben, wie früher.

Wie früher. Wohngemeinschaften lassen sich nicht so einfach auseinanderreißen, auch wenn es schon drei Jahre her ist, seit wir diese uralte, gesplitterte Wohnungstür ein letztes Mal gemeinsam hinter uns zuzogen und ich allein dort wohnen blieb. Zufall hatte uns zusammengebracht und das letzte Uni-Jahr, als nur noch die Nachzügler studierten. Wir alle brauchten eine neue Wohnung, vertrieben aus den alten WGs, die sich auflösten. Und wir alle brauchten jemanden, mit dem wir uns gemeinsam vor unserem Abschluss drücken konnten. Eine Zweckgemeinschaft, eng verschweißt durch Tischfußball und Bier.

Tischfußball und Bier verbinden uns noch heute, jede Woche, mal einen Abend, mal fünf. Gemeinsamer Nenner ist nur die Eskalation, wie wir das nennen. Es ist der laute Teil in mir, mit dem sie befreundet sind. Wer würde schon den anderen wollen?

Eingemauert zwischen Bettdecke und Laken hatte der andere Teil in mir Jans Nachricht gelesen. «Halbe Stunde», hatte da gestanden, mehr nicht. Ich kann erstaunlich euphorisch sein, wenn ich keine Wahl habe. Und sie lassen mir keine. «Halbe Stunde», schreiben sie, und das ist keine Frage, sondern schlicht eine Tatsache: In einer halben Stunde werden sie vor meiner Tür stehen und den lauten Tobi erwarten, den sie kennen.

Rausgehen, was erleben, wie früher.

Ich habe mir ein Lächeln angezogen, dazu Hose, Hemd und Schuhe, auch wenn ich heute allein sein wollte, müsste. Nichts hat mich gezwungen, da rauszugehen, und ich wollte eigentlich nur liegen und still sein, aber Flippo, Jan und

Christoph hatten andere Pläne für mich gemacht. Und eine halbe Stunde später standen sie vor meiner Tür, eine Kiste Bier zwischen sich und die offenen Flaschen in den Händen. Jedes Mal die gleiche Szene: Flippo hält mir ein Bier entgegen, und ich greife zu, weil ich eben immer zugreife. Ein Schritt aus der Wohnung, aber auch aus mir selbst heraus. Erstes Bier im Hausflur, dann kann ich das. Manchmal. Weil ich muss, weil ich können will. Dann kann ich das.

«Kanalparty!», hat Flippo zur Begrüßung gesagt und mit dem Kopf in Richtung Treppenhaus genickt. «Wir haben eine Verabredung mit dem Delirium.»

Kein «Wie geht's?», kein «Wie steht's?», nur: «Lass mal los!»

Und dann: Wir die Treppen runter und zum Bus, eingestiegen und rausgefahren aus der Stadt an den Rand des Hafens. Wo die Partys immer laut und lang und illegal sind und deshalb gut.

Und so bin ich hier, wo ich nicht sein will, und ein Teil von mir dann eben doch.

Jan erzählt stammelnd irgendetwas, keine Lust, ihm zuzuhören. Der Alkohol kreist gerade so schön durch den Kopf, das will ich nicht zerstören. Christoph lehnt an mir. Sein Kopf auf meiner Schulter ist verschwitzt, er hat die Augen halb geöffnet. Ich trinke noch einen Schluck Wodka-irgendwas, wie auch immer das Zeug gerade heißt. Es schmeckt rot und vernichtet schnell und zuverlässig alles, was den stillen Tobi ausmacht. Ab jetzt spricht da jemand anderes, der in diesem stillen Ich wohnt, aber meist nur abends Zeit hat, nach drei, vier Bier.

Ich lächle, als all die Geräusche ganz langsam an greller Farbe verlieren, nach hinten rücken. Der Moment, das Hier und Jetzt, ist verschwommen, aber wenigstens sichtbar. Die Zweifel und das Denken haben sich irgendwohin verzogen, wo niemand in den nächsten Stunden nachschauen wird.

Pegel.

Der erste Zug am Joint katapultiert mich endgültig in diesen ausbalancierten Stillezustand, wo keine Stimmen in mir sind, die alles hinterfragen. Nur Stimmen außen, nur Welt, kein Innen, das dazwischenfunkt.

Es ist friedlich in mir.

Das Außen kann von mir wollen, so viel es will, ohne dass mir das zu viel wird. Dinge scheinen machbar. Stark und schön bin ich jetzt, endlich wieder einmal so stark und schön, wie ich das immer sein wollte.

Und wir, wir wollen zurück, zurück zu den Bässen, wo die Menschen sind. Ich taumle zwischen Christoph und Jan hin und her, zurück zur tanzenden Menge, die dann auch sehen darf, was aus mir geworden ist, welchen Tobi ich da eingetauscht habe gegen mich.

Doch bleibe ich ungesehen. Das Köpfemeer wiegt stetig und immer noch auf und nieder, und ich treibe, treibe an Barstrände aus Bierkisten und Holz, und die Ränder des Menschenmeeres sind Menschenklippen aus verschlossenen Gesichtern, die weit über mich hinüberschauen wollen, weiter raus auf das Meer, ob da noch bessere Dinge als ich angetrieben kommen.

«Hey», rufe ich die Klippen hinauf, «wie geht's euch so? Party is' ... geil, oder?»

Aber diese Klippen hier sind steil und scharfkantig, da ist kein Emporkommen mit Worten. Meine Sätze greifen nicht, rutschen immer wieder ab und bieten keinen Halt. Niemand kann meine Schönheit sehen hier. Niemand meine Stärke.

Ich rufe noch lauter, aber da brandet nur Abscheu auf in den Gesichtern. Harte Griffe an meinen Schultern, die mich drehen und zurück ins Meer werfen. Zurück in ein Allein, das ich nicht verdient habe, denke ich mir durch all meinen Kopfnebel hindurch und trinke noch etwas Wodka und ein Bier.

Ich will dazugehören, neben diesen Menschen hier stehen und nur einer von vielen sein. Aber immer mehr verschlossene Gesichter, immer steilere Klippen tun sich da auf, rings um mich herum, und immer verzweifelter will ich sie erklimmen mit Worten, einfach irgendwo ankommen, und immer mehr Hände packen meine Schultern und meinen Körper überall, Hände, die mich schieben, schubsen. Kein Jan, kein Flippo in der Nähe, niemand, der mich zu sich ziehen würde. Alle sind zu weit im Unsichtbar der Wellen um mich.

«Verpiss dich!», schallt es von der letzten Klippe.

«Laber mich nicht voll», und dann trifft eine Hand mein Gesicht, ganz offen, flach, nicht hart, aber bestimmt und schwungvoll. Der Schlag lässt mich zurücktaumeln aus meiner Schönheit und Stärke heraus. Auf die einst so grüne Wiese falle ich, die tanzende Füße und der Sonnenuntergang nun grau entzaubert haben.

«Geht's?», fragt jemand, seine blauen Jeans ganz nah an meinem Kopf, während ich in den blutenden Himmel starre. Noch einmal Hände an den Schultern, die mich fassen, aber freundliche Hände, die mich aufrichten und sanft aus der Menge schieben. Meine Füße scheinen unter mir wegtreiben zu wollen. «Geht's?», fragt die Stimme zu den blauen Jeans noch einmal, und ich nicke, streiche etwas totes Gras von meiner Hose und warte, bis der Boden sich beruhigt.

«Ja», murmle ich, auch wenn die blauen Jeans und die Hände schon längst wieder fort sind.

Ein paar Meter hat man zwischen die Party und mich geschoben, zwischen die Schönen und mich. Fremdkörpergefühle. Aus der sicheren Entfernung betrachte ich die Tanzenden, die Musik und meine Freunde, die irgendwo mittendrin sein werden.

Da ist kein Platz für mich. Da ist viel zu viel Unbeschwertes, viel zu wenige sehen meine Traurigkeit und Schönheit, das weiß ich, und später, wenn ich längst schon fortgezogen bin, werden sich alle sicher wundern, wo ich wohl sei. Aber ich werde nicht mehr hier sein, sondern anderswo, verstanden und bewundert für all die Traurigkeit, die ich in mir tragen und ertragen kann.

Ziellos drehe ich mich davon, will einfach gehen, in keine Richtung, nur fort von hier. Meine ersten Schritte noch wackelig, aber je weiter ich die Musik hinter mir lasse, je stiller alles wird, desto sicherer werde ich. Bald kann ich ausladend, selbstsicher fast wanken in die Dunkelheit der Landstraße, die mich wieder in die Stadt führt. Ich knipse das letzte Bier aus meinen breiten Seitentaschen auf und trinke in tiefen Zügen. Arschlöcher, denke ich mir lächelnd, was für Arschlöcher allesamt. Asphalt wird zu Straßen mit Bürgersteig, die ersten Lichter vor mir sind verschwommen durch zu viele Tränen in meinen Augen, die ich mir selbst nicht erklären will.

«Drei Bier», sage ich dem Mann am Kiosk und schiebe meinen letzten Fünfer rüber. Die Nacht reibt kühl an meinen Beinen. «Rest kannste behalten.»

Die Taschen frisch befüllt und die Tränen fortgewischt, trotte ich weiter die Straßen entlang, hin zu irgendwo, diesem Irgendwo, an dem man mich hoffentlich vermisst. Aber so weit mich meine Füße auch tragen, da ist kein Ankommen. Mit jedem Schritt wird das präsenter. Da gibt es nichts, was auf mich wartet und warmes Mitleid für mein ja ach so geschundenes Herz spenden wird, im Leben nicht.

Aufgedunsen muss ich sein, so lang in Selbstmitleid gebadet auf diesem Fußmarsch hier. Ich triefe und tropfe vor Selbstmitleid, und da ist nichts, was mich abtrocknen könnte außer etwas Wut. Ich weiß nicht, auf wen, ich weiß nicht, auf was, aber mir ist das alles recht und egal. Ein letzter Zug aus der ersten Flasche, dann schleudere ich die leere Hülle Glas weit von mir, und sie glitzert fast im Schein der Laternen, dreht und windet sich in hohem Bogen, schmettert auf und zerbirst in grüne Scherben.

Das zweite Bier schnappt zischend nach Luft und fließt, springt fast in meinen Rachen. So gut. So wunderbar kühl und unbestimmt die Wut. Da ist ein Moment dazwischen, zwischen Traurigkeit, dieser unsagbaren Traurigkeit, die sich schwarz vor mir auftut, wenn kein Schritt vorwärts mehr geht, und dieser Lust, alles zu zerstören, was mir vertraut ist, weil es mich nicht schätzt und mich verkennt.

Weil ich so leer bin, dass ihr mich dafür lieben sollt.

Aber niemand kann das.

Die Erkenntnis kommt stumm und plötzlich. Niemand kann das. Und die einzig logische Konsequenz, die sich mir in diesem Moment daraus ergibt – ist noch mehr Wut.

Weil ihr mich nicht liebt, weil niemand mich lieben kann, wie ich gerade bin, so leer und liebeshungrig, beschließt etwas in mir, zu hassen. Ich fange bei mir selbst an, denn das ist einfach. Mich hassen. Das geht wie von selbst in dem Moment, aber das reicht nicht. Um Längen reicht das nicht, um meiner Verzweiflung und der Verwüstung in mir Ventil zu sein.

Kreiselnd fliegt die zweite Flasche durch die Luft, halbvoll, weit über den Asphalt. Schlägt dann auf eine Motorhaube, eine Alarmanlage heult und kreischt, so wunderbar laut. Überall Splitter, Lack und Glas. Ich gehe weiter. Vernichtung ist ein Ventil, ist eine Wohltat. Da kann ich Spuren hinterlassen, zeigen, dass ich dort war. Teil von etwas sein. Wahrgenommen werden.

Und das werde ich – sogar ganz schön konkret.

«Ey, du Penner», brüllt es von der anderen Straßenseite. Mein Blick wühlt sich hektisch über die Straße, wo zwei Gestalten ihre Oberkörper spannen.

«Was denn?», brülle ich zurück, denn etwas Besseres fällt mir nicht in den Kopf herein, woher auch? Ist alles gedankendicht abgeschottet.

«Was soll die Scheiße mit der Flasche?», ruft der kleinere der beiden, fast diplomatisch, aber laut.

Ja, was soll das eigentlich?, könnte ich mich fragen. Aber wen interessiert schon, was das alles soll? Ist eh alles gleich, alles sinnlos. Geht alles den Bach runter, ist schon längst im Freifall. Ich, ich und noch mal ich bin ein hoffnungsloser Freifall – das hat der Abend doch gezeigt.

Was das alles soll, ist nicht die Frage, die mich immer wieder umwirft. Meine Frage ist, was das alles *noch* soll. Aufstehen, arbeiten, leben. Aber das sind Feinheiten, die ich den Jungs gegenüber verbal nicht vermitteln kann. Also rufe ich: «Fick dich!», und wanke mit schneller werdenden Schritten den beiden da drüben entgegen.

Manche Dinge kann ich nicht über eine Straße hinweggebrüllt erklären, schon gar nicht, wenn ich sie mir selbst nicht so recht erklären kann.

Die dritte Bierflasche fliegt meinen neuen Freunden zwischen die Beine, und damit ist die Grundlage gelegt. Der Große mit der Stoffjacke packt meine Schultern, aber diesmal drücke ich dagegen, werde mich nicht abweisen lassen. Mit aller Kraft, die ich noch aufbringen kann, schiebe ich. Ich will das alles fortschieben, mich fortschieben, mir selbst aus dem Weg oder irgendwohin.

Und ich schiebe und schubse und drücke zwar nicht mich in Sicherheit, aber immerhin den anderen gegen eine Backsteinwand. Ein wirklich leiser, dumpfer Laut ist das, als sein Kopf dagegenschlägt. Verwundert halte ich inne. In meiner Phantasie hätte das Geräusch viel lauter sein sollen. Erfüllender.

Momentsplitter später schnellt die Faust des Typen aus dem Backsteinwandschatten und trifft mein Gesicht. Ich taumle zurück, benommen, in fremde Arme, wie ich mir das den ganzen Abend gewünscht habe, aber die Arme fangen mich nur kurz. Der Kleinere packt mich, zieht mich ein paar Meter. Mein Kopf rast durch die Luft, schmettert auf die Motorhaube, Gesicht zuerst. Dumpf, fast wie Plastik fühlt es sich an, als mein Jochbein die Oberfläche eindrückt. Ein Atemzug, bevor es weitergeht.

Ich bin wütend. Nicht auf die Jungs hier, die nur darauf reagieren, wie ich Arschloch mich verhalte. Wütend bin ich nur auf mich und die Welt, aber das muss raus, und ich kann nicht unterscheiden, auf wen ich wirklich wütend bin, und so nehme ich die beiden, denn sie sind gerade da. Besser, als sich selbst zu hassen.

Mein Kopf wuchtet sich von der Motorhaube, ich taumle.

«Und jetzt verpiss dich», ruft der Kleinere und dreht sich um. Der andere starrt mich weiter an.

Ich weiß es besser.

Irgendwo, ganz tief drin weiß ich es besser.

Aber so tief kann und will ich gar nicht nachfragen. Ich will die Oberflächen, das Offensichtliche. Ich will spüren, dass ich wütend bin, nur nicht, auf wen.

Ich weiß es besser. Irgendwo, ganz tief drin.

Und dann schlage ich zu.

Meine Faust trifft den Großen am Kinn. Das tut höllisch weh, aber da ist so viel Kraft, so viel Wut, die aus mir fließt. Es wummert dumpf. Beide Jungs stehen erschrocken und erstaunt, und ich, vor ihnen wankend, ringe um Atem. Ich lächle schief, vornübergebeugt, die eine Hand auf mein Knie gestützt, die andere, die rechte, baumelt träge hin und her.

Die beiden zögern nicht. Ich spüre einen ersten Schlag in meine Rippen. Dann noch einen, vielleicht noch drei oder vier hinterher, aber leider bricht keine Nase und kein Arm von mir.

Niemand wird sehen können, wie schlecht es mir geht. Keine gebrochenen Knochen, um wenigstens nach außen hin verletzt zu sein, um Mitgefühl zu ernten. Nichts von alledem. Wie sinnlos.

Ich wimmere, kotze, aber für nichts. Blaue Flecken, Prellungen. Niemand wird mich in den Arm nehmen dafür. Niemand wird sich Vorwürfe machen, weil er mich allein hat gehen lassen. Niemand wird mich vermisst haben, oben am Kanal.

Niemand vermisst mich. Niemand kann das.

Endlich verrückt

«Na, Herr Katze, wie war Ihre Woche so?»

«Ich habe versucht, meine Situation in Worte zu fassen. So schriftstellerisch, meine ich.»

«Das würde ich gerne mal lesen», sagt mein Therapeut.

«Ich kann's auswendig», sage ich. «Scheiße. Nur das eine Wort. Scheiße. Auf mehr bin ich irgendwie nicht gekommen. Find's aber ganz gut, eigentlich. Lyrik, da muss man komprimieren, verstehen Sie?»

Mein Therapeut und ich sitzen wieder in seinem Gewächshaus, welches eigentlich nur von einem Blinden mit Sehfehler und ganz viel gutem Willen für eine psychotherapeutische Praxis gehalten werden kann, während sich um uns herum die Plüschelefanten hemmungslos paaren. Die Blutergüsse unter meinem Hemd harmonieren bestimmt ganz erstaunlich mit der Inneneinrichtung.

«Ja, ich verstehe», sagt mein Therapeut etwas enttäuscht, «vielleicht versuchen Sie es mal etwas dezidierter. Wenn Sie Zeit und Inspiration finden, meine ich.»

«Ich habe alle Zeit der Welt», sage ich. «Und was Inspiration angeht, ich hab hier jede Menge Arschloch-Gefühle rumliegen, die dringend ausgedrückt werden wollen. Aber es klappt irgendwie nicht. Mag aber daran liegen, dass ich mich nicht dazu aufraffen kann.»

Beim letzten Satz kann ich mir ein Grinsen nicht verkneifen und mein Gegenüber auch nicht.

«Ich bewundere Ihre Fähigkeit, das mit so viel Humor zu nehmen, Herr Katze, ganz ernsthaft.»

«Ach», sage ich, «das ist nur nach außen so. Wenn ich allein bin, gehen mir schnell die Witze aus, und dann bin ich leer.»

Huch, denke ich, da hat er wieder seine perfiden Psychologenskills raushängen und mich Sachen sagen lassen, die zwar stimmen, aber dennoch nicht unbedingt gesagt werden wollen. Denn: Man kann sich zwar vieles im Kopf zurechtdenken und eingestehen, aber bevor ich es nicht laut ausspreche, ist es auch nicht wahr.

«Oh, Sie sind gut», sage ich also. «Haben Sie mal überlegt, diesen Psychologenkram hauptberuflich zu machen?»

«Schon. Und Sie? Lässt sich mit Vermeidungsstrategien Geld verdienen?»

«Sie können ein ganz schönes Arschloch sein», will ich darauf sagen, aber dann purzelt nur ein verschämtes «Sie verstehen meine Witze nie» aus mir heraus.

«Und Sie», antwortet er darauf, «Sie verstehen sich nicht.»

Darauf betrachte ich erst einmal sehr intensiv einen Ficus auf der Fensterbank, der mir vorher nie aufgefallen ist. Doch nicht alles Farn hier. Ist ja 'n Ding.

«Na ja, was soll ich tun?»

«Was möchten Sie denn tun?», fragt mein Therapeut einfach, und ich empfinde das als ziemlich entwaffnend, da ich das nun schon eine ganze Weile wirklich nicht weiß. Was ich tun möchte. Was ich nicht tun möchte. Irgendwie ist mir das alles ziemlich egal. Er lässt die Frage im Raum liegen und lächelt seinen Lieblingsfarn sehr ausgiebig an. Dann wandert sein Blick an mir hoch, über meine ausgetragene Hose und das löchrige Hemd. Jaja, denke ich, das ist mein Style, und jetzt guck woandershin, ich find das schön so. Das ist lässig, überaus lässig und nicht abgeranzt. Das ist ein feiner Unterschied in der Attitüde.

Aber sein Blick wandert weiter, über meinen Bart, mein breites Lächeln hoch zu den Augen, zurück zu meinem Lächeln und bleibt da, als wolle er meine Zähne auseinanderhebeln, seinen Blick wie einen Meißel tief dazwischenrammen, damit ich endlich mein verschissenes Maul aufmache. Aber wozu eigentlich? Ich rede doch schon die ganze Zeit.

«Das mit dem Mit-den-Blicken-Ausziehen müssen Sie aber noch mal üben», flachse ich. Er lächelt mich unverwandt an. Vielleicht hat das bei ihm mit diesem Anti-Arschloch-Training nicht so richtig geklappt, denke ich mir, der ist ganz schön freigiebig mit seinen vorwurfsvollen Blicken.

«Machen wir jetzt so ein Wett-Starren?», frage ich. «Oder ist das einer von diesen Tricks, die mich zum Reden bringen sollen?»

«Möchten Sie das denn?»

Schon wieder so eine entwaffnend gute Frage. Ich meine, ein Muster zu erkennen.

Da ich scheinbar aber immer noch nicht reden will – übernimmt er das für mich.

«Sehen Sie mal, Sie kommen nun schon eine Weile hierher, und ich habe, obwohl Sie ja gern und viel erzählen, bisher nicht das Gefühl, dass Sie mir irgendwas gesagt hätten. Sie möchten, dass ich Ihnen helfe. Ich habe aber auch kein Zaubermittel oder eine magische Übung, die Ihnen Ihr Problem nehmen könnte. Ich kann nur mit Ihnen gemeinsam diesen Weg gehen, Sie begleiten, Ihnen vielleicht zeigen, wo Sie mal genauer bei sich selbst nachfragen könnten. Meine Aufgabe liegt in den richtigen Fragen. Das mit den Antworten, das müssen Sie dann schon selbst hinbekommen.»

Bumm. Fertig. Das sitzt. Ich kann erstaunlich schlecht einstecken, so in Relation zu meiner großen Fresse.

Und dann geschieht etwas sehr Absonderliches. Ich denke nach. Denke sehr intensiv nach über die eigentlich einzige Frage, die er mir in all den Sitzungen bisher gestellt hat, die ich nie wirklich beantworten konnte: Was will ich eigentlich?

Aber was sagt man darauf? Man soll ja die großen, schönen Dinge wollen. Weltfrieden und so. Ich will eigentlich nur, dass das alles aufhört. Ich will nicht mehr grundlos in Tränen ausbrechen bei dem kleinsten Gedanken an mich selbst, den ich mir nicht irgendwie mit Witzen schöndenken kann. Ich will nicht mehr ganze Wochen mit dem verzweifelten Versuch zubringen, dann vielleicht doch mal meine Eltern zurückzurufen. Ich will nicht mehr das stetige Gefühl, auf dieser verschissenen Welt nur dafür da zu sein, um emotional aufs Maul zu bekommen. Und zwar so richtig hart. Und regelmäßig. Ich will, dass diese chaotische Leere aus meinem Kopf verschwindet und Raum schafft für die Liebe und die Überzeugung, dass es hier irgendetwas gibt auf diesem Planeten, was nicht gegen mich gedacht ist.

Aber, denke ich zurück, so etwas zu wollen, das wäre verrückt. Solche Gedanken kann man nur haben, wenn man verrückt ist, und ich bin ja nicht verrückt. Dass die ganze Welt gegen einen ist, das kann man nur *glauben*, wenn man *verrückt* ist. Ich hingegen *weiß*, dass das so ist bei mir und der Welt. Aber das kann man ja niemandem erzählen, weil einen dann alle für verrückt halten. Und bei allen anderen – würde ich das auch unterschreiben. Nur bei mir eben nicht. Weil ich nicht verrückt bin.

Was also sagt man dann seinem Therapeuten, wenn die «nicht näher definierte Persönlichkeitsstörung» nicht näher definiert werden soll? Man will ja nun wirklich nicht, dass *der* einen auch noch für verrückt hält. Das wäre ja was. Beim Therapeuten, da ist man der mit dem etwas zu stressigen Leben, der einfach ein wenig Urlaub braucht. Dieser Typ möchte man sein. Mit einem soll nichts verkehrt sein. Und solange mir niemand sagt, dass etwas verkehrt ist – ist es das auch nicht.

Also wird schön die Fresse gehalten. Solang ich nicht zum Arzt gehe – bin ich gesund. Was für ein behinderter Scheiß. Und ich darf das sagen, bin ja selbst behindert. Nicht so offensichtlich, nicht körperlich. Aber die Fähigkeit, alles und jeden erst einmal grundsätzlich als hoffnungslos und gegen einen selbst gerichtet zu begreifen – das würd ich schon eine krasse Behinderung nennen, die das Leben massiv einschränkt. Einen speziellen Parkplatz bekommst du dafür trotzdem nicht.

Was also sagst du nun auf so eine Frage, wenn du eigentlich nicht das sagen willst, was du sagen solltest?

Genau: nichts.

Irgendwann ist der Punkt erreicht, an dem man statt einer Antwort einfach mal in Tränen ausbricht. Und das als quasi kerngesunder Mann ohne psychische Probleme.

Witzig, oder?

Ich sag ja: behindert.

Mein Therapeut formuliert das kompakter.

«Arschlecken», sagt er, obwohl das Wort ganz anders klingt. Eher wie «Depression» und dann noch ein paar Worte drum herum, aber «Depression» ist in seinen drei Minuten Diagnoserede mit pinkem Textmarker unterstrichen und funkelnden Sternchen versehen.

Depression also.

«Ziemlich unkreative Diagnose», sage ich nach der obligatorischen Schweigeminute und wische mir eine letzte Träne von der Wange. «Irgendwie hatte ich mir da was Ausgefalleneres erhofft. Ich meine, wenn ich schon was haben muss, dann doch nicht so eine Wald-und-Wiesen-Erkrankung.»

«Ja», meint mein Therapeut, «tut mir leid, dass Sie da nichts Besonderes sind. Das ist natürlich hochgradig tragisch.»

Dann lachen wir beide, und das ist echt ziemlich befreiend. Er, weil er seinen Witz ganz passabel fand, ich, weil mir Witze immer lieber sind als bleierner Ernst, vor allem aber, weil ich nun endlich weiß, was genau mit mir los ist.

Dieses Gefühl, da endlich mal einen Namen für zu haben. Ich stelle mir vor, dass das bei Kindern auch so ist. Vor der Geburt ist das so ein wachsender Haufen Mensch, der vor allem Umstände bereitet. Aber wenn, Obacht, das Kind erst einmal einen Namen hat, wird es *dein Kind*. Ich könnte zugegebenermaßen auch ohne *meine Depression* leben, aber was man hat, das hat man, und wenn man schon irgendwas haben muss, dann auch was mit Namen.

Jetzt, wo ich weiß, dass man das wirklich Depression nennt, was da in mir rumlungert, kann ich mir einige Dinge besser erklären. Früher habe ich immer gedacht, Depressionen haben hieße, schlecht drauf zu sein. Heulen, alles doof finden und traurig gucken – solche Sachen. Das ist natürlich völliger Unsinn. Ebenso, wie es Unsinn ist, mir zu sagen, ich solle doch mal lachen. Das mach ich schon genug, auch wenn ich nicht wirklich fröhlich bin. Aber wenn man lacht, dann lassen die Menschen einen in Ruhe. Und genau darum geht es: nicht auffallen, funktionieren, normal sein. Da ist es wieder, dieses Wort: normal. Ich will ja nur auch so sein. Ganz normal eben. Normal geliebt, normal normal, normal okay, wie ich bin. Vielleicht wirke ich nach außen hin so. Normal. Aber eben nur nach außen. In mir drin – ist Chaos.

Ich stelle zum Abschluss noch ein paar Fragen, was jetzt zu tun wäre und wie die Zukunft aussähe, bekomme darauf erstaunlich unbefriedigende Frage-Antworten, wie ich das eigentlich auch nicht anders von meinem Therapeuten erwarten sollte, und dann ist meine Therapiesitzung auch schon rum, und ich stehe draußen vor der Tür. Es ist Mittag, die Sonne scheint, und mein erster, wirklich klarer Gedanke ist, dass ich nun also tatsächlich verrückt bin. Hochoffiziell.

Depression.

Habe ich da überhaupt schon eine Meinung zu? Ist das jetzt erschütternd? Ich weiß nicht. Erst einmal ist es eine Tatsache. Der Rest wird sich hoffentlich später klären. Was fange ich nun also mit mir an?, frage ich mich. Sollte ich jemanden anrufen? Macht man das so? Und was sage ich dann? «Hallo, Mutter, du, es ist etwas Schlimmes passiert, ich habe Depressionen»? «Jones! Ruf es von den Dächern! Ich bin verrückt!» Oder: «Hey, Cem, alte Nudel. Witzige Story: Ich hab Depressionen. Bock auf 'n Kaffee?»

Ich weiß gar nicht, wo ich anfangen soll. Muss ich das jetzt kommunizieren wie etwas Ansteckendes? Ich war ja schon vor der Diagnose depressiv. Keine Ahnung, ob es erleichternd wirken könnte, darüber zu reden. So richtig Lust, damit hausieren zu gehen, habe ich allerdings auch nicht. Denn wenn man es nicht sagt, merkt's auch keiner. Da bin ich der lebende Beweis. Ist ja nicht, als fehlte einem der Arm oder so was. Das kriegen die Leute spätestens dann mit, wenn man sie bittet, dir mal ganz genau beim Winken zuzusehen. Aber Depressionen? Man heult schließlich nicht die ganze Zeit. Schon gar nicht in der Öffentlichkeit.

Will ich also, dass das jemand weiß? Was will ich überhaupt? Schon wieder diese Fragen. Na toll, jetzt fange ich schon an, ohne dass mein Therapeut dabei ist. Großes Kino, denke ich mir und rufe Cem an.

«Was gibt's, mein Lieber?»

«Nichts», sage ich, «wollte einfach nur fragen, ob du gerade Zeit für 'nen Kaffee hast.»

«Ist irgendwas los?»

«Nee, gar nicht. Ich komm nur grad vom Einkaufen und bin in der Stadt.»

Soso, denke ich. Na gut. Behalten wir das also erst mal für uns. Hoffentlich fällt keinem auf, dass ich dafür, dass ich grad vom Einkaufen komme, erstaunlich wenig Eingekauftes dabeihabe. Vielleicht sollte ich noch mal schnell irgendwo was besorgen. Bevor es unnötig kompliziert wird.

Wahrscheinlich unterschiedlich

«Hattest du nicht gesagt, dass du einkaufen warst?» Cems lebensbejahender Körper schwitzt und glänzt in der späten Frühlingssonne.

Ich hasse es, beim Lügen ertappt zu werden. Dass die Menschen auch immer so viel Aufmerksamkeit walten lassen – ich finde das unverantwortlich. Wie soll ich da stressfrei meinen Alltag gestalten, wenn ich mir jede Lüge erst mal wasserdicht denken muss? Unmöglich ist das. Ich lüge doch, damit ich *weniger* Stress in meinem Leben habe – nicht *mehr*. Klar, ich könnte das Konzept überdenken, aber bisher ist mir nichts Besseres eingefallen. Sicherlich, man könnte generell mehr Wahrhaftigkeit walten lassen – aber wer will das schon wirklich? Wir sind doch alle besser dran, wenn wir uns weiterhin belügen.

Ich kann Wahrhaftigkeit nicht so gut. Wahrheit schon gar nicht. Vielleicht eher «Wahrscheinlichkeit», auch wenn man das Wort dafür neu interpretieren müsste. Was ich sage – *scheint* den meisten Menschen *wahr* zu sein. Wie zum Beispiel: «Es geht mir gut.» Was für eine wundervolle Lüge das ist, wenn es mal wieder schnell gehen soll.

All das klappt mit Cem leider nicht. Seine etwas fleischigen, schwer tätowierten Arme schieben ihre antiken Muster zur Umarmung um meinen Körper.

«Ich hab das … verloren», stammle ich.

«Das … Eingekaufte?»

Die Umarmung löst sich auf, wir stehen voreinander, er mit Einkaufstüten, ich ohne.

«Nimm meins», sagt er dann und hält mir eine der beiden prallen Plastiktüten hin.

«Deins?»

«Mein – wie sagst du das? Eingekauftes? Ist eh nur Scheiß, den ich nicht brauche.»

Ich zögere, greife dann langsam nach der Tüte.

«Alter!», stöhnt Cem, als er die Tüte zu sich zurückzieht. «Hast du deine Ironiefähigkeit auch beim Einkaufen ... verloren?»

«Ich dachte ... Scheiß, den du eh nicht brauchst und so.»

Cems Humor besteht häufig aus Pausen. Er macht eine sehr, sehr lange davon.

«Das sind Kartoffeln. Jeder braucht Kartoffeln. Jeder», sagt er dann, schüttelt fast enttäuscht den Kopf und wuchtet beide Tüten in ausladender Bewegung die Fußgängerzone aufwärts.

«Du bist so 'n richtiger Pfosten manchmal. Keine Ahnung. Kaffee jetzt?»

«Äh.»

«Kaffee jetzt.»

Und dann schweigen wir uns gemeinsam in ein Café, ernicken eine Kanne mit zwei Tassen, lösen Milch und Zucker und alles ohne Relevanz zwischen uns in Kaffee auf und schweigen weiter wundervoll, eine ganze Tasse lang, und erst als wir eine zweite Kanne bestellen, beschließt Cem, eine Kleinigkeit von sich zu geben.

«Caro ist schwanger.»

Ich glaube, noch nie so lang an einem einzigen Schluck Kaffee getrunken zu haben. Ich muss ihn zweimal neu ansetzen, was lächerlich aussehen muss, bevor ich mich in der Lage sehe, darauf irgendwas zu antworten.

«Cool», sage ich, «oder?»

«Ja, cool», strahlt Cem, und ich weiß endlich, wie ich dazu zu stehen habe.

«Na dann ... Glückwunsch ... und so. Ich freu mich.»

Ich freue mich wirklich. Aber: Nach so etwas kann man nicht einfach anschließen mit: «Und ich hab Depressionen.» Das ist doch scheiße. Scheinbar habe ich das Zeitfenster verpasst, in dem man diese grundlegenden Veränderungen mitzuteilen hat, bevor das Gegenüber anfängt, über Kinder zu reden.

Cem rührt verträumt in seinem Kaffee, während sein Gesicht strahlt. «Ich find das so irre», sagt er dann.

«Was genau?»

«Na, kannst du dir das vorstellen?»

Kinder. Ich glaube, es gibt derzeit keinen Gedanken, der mir ferner liegt und mich gleichzeitig so sehr ängstigt. Wie soll so was gehen? Wie soll Verantwortung funktionieren, wenn ich nicht einmal mein eigenes Herz so ruhig betten kann, dass es eine Nacht sorgenfrei und glücklich schläft, es sich selbst vertrauen kann? Wie soll ich da an Kinder auch nur denken wollen? Es gibt keine Zukunft derzeit, nur Vergangenes.

Aber dass ich Angst vorm Kinderkriegen habe, das passt nicht gut zu meinem Auftreten. Dafür wirke ich nach außen zu intakt. Man erwartet so eine Angst nicht von mir. Also greife ich wieder zurück auf eine dieser wahrscheinlichen Lügen.

«Klar, im Prinzip schon. Mir fehlt da grad nur die Frau zu ...»

Cem lacht und schweigt. Lachen und schweigen, das ist Cem, und es ist nicht beklemmend oder verschämt oder verstockt. Das ist kein Lückenfüller, weil er nicht weiß, was er sagen soll. Nie habe ich Cem sprachlos erlebt, nur manchmal ohne Worte.

Es gibt ja dieses Klischee, eine Frau im Supermarkt kennen-zulernen. Ist mir nie passiert. Als *ich* vor knapp 13 Jahren einen formschönen Block billigstes Schokoladeneis aus dem Tiefkühlregal meines Supermarktes fischte – stand da keine Frau neben mir, die mich ob meines exquisiten Geschmacks anziehend gefunden hätte. Da stand nur so ein stämmiger Türke mit fassungslosem Blick, der meine Schulter packte und nicht mehr als ein Kopfschütteln hinbekam.

«Was tust du da?», hatte mich dieser Typ gefragt und den Teil, wo man sich erst einmal vorstellt und etwas Zeit mit-einander verbringt, bevor man den Kauf von minderwertigen Eiswaren in Frage stellt, komplett übersprungen.

«Ich kaufe ein», hatte ich zögernd gesagt und: «Kennen wir uns?»

«Schokoladeneis», hatte er interessiert gemurmelt, «das kann man so natürlich nicht machen.»

Und dann das erste Mal gelacht und geschwiegen.

«Du kaufst jetzt Zartbitterschokolade. Cem.»

Er hatte meine Hand geschüttelt und sich vorgestellt wie einen Nachgedanken, den Eisblock fast fürsorglich zurück ins Kühlregal geschoben und mir dann erklärt, wo ich ver-nünftige Zartbitterschokolade herbekäme, um Schokoladen-eis zu machen, für den Anfang. Alles in allem war aber doch zu viel zu erklären gewesen, was diese Sache mit der guten Schokolade anging, und dieser nicht mehr ganz frische Türke namens Cem hatte mich schlichtweg mitgeschleppt in seine Wohnung, um mir kurzerhand *sein* selbstgemachtes Eis in die Hände zu drücken.

«Hier, das nimmste jetzt mit. Und dann kommst du morgen vorbei, und wir machen neues, weil, na ja. So um vier?»

Abgesehen von Eis konnte Cem auch Leben und Frauen und

den ganzen anderen Kram. Neben kochender Muschelsuppe diskutierten wir, was genau einen Menschen schön werden lässt und ob man wissen müsse, wo seine Wurzeln lägen, was wohl vom Tod zu halten sei und ob es jemals eine richtige Zeit für irgendetwas geben könne.

Und jetzt schweigt und lacht Cem, weil mir wohl die Frau fehlt, um über Kinder nachdenken zu wollen.

«Ich weiß», sagt er, und sein Lachen schlägt tiefe Falten in den grauen Bart auf brauner Haut, «aber glaub mir, das findet sich.»

«Ich hab das Gefühl, mich findet immer nur das Falsche», sage ich recht überzeugend amüsiert und schenke Kaffee nach. Ein Schuss Rum wäre dadrin nicht verkehrt, denke ich dazu.

«Ach, komm», mault Cem, «die sind nicht alle wie –»

Keiner von uns beiden will den Namen aussprechen, Cem, da er wahrscheinlich denkt, dass ich vielleicht vergessen will, wer das war, ich, weil ich keine Lust habe, über meine Ex zu sprechen.

«Ute», sagen wir dann beide gemeinsam, und wir grinsen fast verschwörerisch.

«Weiß ich doch», sage ich, «die gibt's kein zweites Mal.»

«Hör mal», legt Cem nach, aber ich setze meine Kaffeetasse auf den Tisch wie einen Schlusspunkt.

«Nein», sage ich. «Ich habe mich halten lassen wie so einen süßen, treudoofen Hund, der nicht checkt, wann er geschlagen und wann gefüttert wird. So ein richtiger Idiotenhund, so einer, der auch immer gegen Glastüren läuft.»

Cems Augenbrauen wandern entschuldigend nach oben.

«Wenn ich's mir recht überlege, gibt's wohl keinen Hund im Universum, der *so blöde* ist», setze ich nach, «da hab ich der Rasse einfach was voraus.»

Und obwohl ich das eigentlich nicht näher erläutern will, verfalle ich ins Reden.

«Ich meine, klar, jeder wird mal betrogen. Das ist scheiße, aber gehört wohl bei mir irgendwie zu einer gesunden Beziehung dazu.» Cem will da einhaken. Ich koche, sage jedoch gelassen: «ABER: Den Freund für Kippen zum Kiosk schicken, um mit dem Ex rummachen zu können, ich sag mal, na ja. Sich DANN aber auch noch durch derart intensiv praktizierte Geschlechtlichkeit so zeitvergessen zu zeigen, dass man dabei vom mit Zigaretten zurückkehrenden Freund unterbrochen werden *kann* – ist einfach ein Zeichen mangelnden Respekts. DA hätte das Maß voll sein müssen!»

«Aber da du ein Idiot bist», ergänzt Cem.

«Aber da ich ein Idiot bin», wiederhole ich, um dann gedankenverloren den Löffel aus meinem Kaffee wie ein Zepter zu schwingen.

«Frauen sind komisch», sage ich, als wäre das die einzige Lehre, die sich daraus ziehen ließe. Sicher, man könnte noch auf den einen oder anderen Bonusgedanken kommen, aber mein Hirn funktioniert anscheinend nicht so. Meine Erfahrung hat mich gelehrt, dass Frauen komisch sind und dass man eben damit klarkommen muss. Wie so vieles, mit dem man klarkommen muss. Man. Beziehungsweise: ich.

Klarkommen. Was für ein niederschwelliges Ziel, aber mir würd's echt schon reichen. Nicht nach den Sternen greifen – einfach erst mal Sterne wieder sehen können. Mein Leben läuft so, und ich weiß nicht, warum. Ich habe vor einiger Zeit aufgegeben, das herausfinden zu wollen. Schätze, irgendwann kurz vor Ute. Das ist auch schon zwei Jahre her oder drei, wird mir klar. Ich weiß es nicht mehr genau.

Die Entwicklung zum Jetzt, wie es ist – die war stufenlos.

Irgendwann stand ich da, und alles in mir war untergraben. Vielleicht habe ich mal ein Zittern gespürt, aber nie gewusst, wie instabil die Tunnel wirklich sind, die die vielen Kleinigkeiten des Lebens in mich geschlagen haben. Kleinigkeiten, daraus sind Teile des Weges gebaut. Mal eine Trennung, die man nicht verpackt, oder einfach nur ein blöder Spruch zur falschen Zeit. Unbedeutender Kleinscheiß, der niemanden aus der Bahn wirft. Nur kleine Tunnelstücke gräbt. Viele haben Glück und erleben nie den Einsturz. Bei mir hingegen ist kollabiert, was kollabieren konnte. Natürlich.

Und dann war und ist da Leere, gefüllt mit Trümmern und Rauch. Kein Wunder von Lengede in Sicht. Nur man selbst mit einer gelben Plastikschaufel, um sich freizugraben. Die lustig quietscht, wenn man sie benutzen will. Witzige Vorstellung auf den ersten Blick, aber in der wirklichen Welt fehlt mir auf einem ganz universellen Level der Sinn für Situationskomik. Und ich weiß nicht, ob das Universum lediglich einen recht eigensinnigen Humor hat – oder ob auch in seiner Kindheit was ganz Grundlegendes schiefgelaufen ist.

«Kinder also», sage ich irgendwann, als der Kaffee langsam kalt wird. Depressionen, denke ich.

«Erst mal eins», wiegelt Cem ab, «so zum Probieren, weißte?»

«Irgendwie», murmle ich in Richtung Decke des Cafés, «irgendwie find ich das hart mutig von dir.»

«Kinder?» Cem lacht. «Nee. Das machen doch fast alle. Ich meine, wenn ich mir mal vorstelle, also, unsere Eltern …»

Ich muss grinsen. «Ob die auch so an 'nem Tisch gesessen haben bei … was auch immer man damals wohl getrunken hat.»

«Vermutlich auch Kaffee», sagt Cem.

«Was auch immer. Aber kannst du dir deine Eltern so vorstellen? Als schlunzige Typen wie uns, die dann einfach mal beschlossen haben, nichts mehr gegen das Kinderkriegen zu unternehmen?»

Seine Augen rollen nach rechts und links und rechts, wie ein REM-Phasen-Tennismatch, und er zieht die Oberlippe mit den grauen Stoppeln kraus. Sagt nichts. Lächelt verloren.

«Schätze mal, meine Eltern haben das krass organisiert», sage ich. «Erst ein Mädchen, die wird Bankerin. Dann einen Jungen, der geht wohl daneben, macht nix. Schieben wir noch eine Architektin hinterher. Und ein Bausparvertrag – fertig.»

«Meinste?»

Ich habe keine Ahnung, ob ich das wirklich meine oder ob das nur meine Art ist, mir die Angst zu nehmen, irgendwo versagt zu haben. Der Gedanke, dass meine Eltern Dinge in meinem Alter ganz *grundlegend anders* angegangen sind, lässt mich ruhiger schlafen. Mit dem Gedanken ist mein Weg ein *anderer* Weg – und kein *falscher*, keine Einbahnstraße. Und der meiner Eltern nichts, woran ich mich messen müsste.

Vergleichen, sagt man ja immer, sei ungesund. Und vielleicht ist das Depression, denke ich kurz bei mir. Die Welt nur in Unterschieden zu erfahren.

Unter der Haut

Das Gute an Depressionen ist, dass man sich selbst und die eigenen Stärken sehr gut kennenlernt. Mir zum Beispiel war gar nicht klar, dass ich, ohne aufzustehen, Fertigpudding anrühren kann. Ernährung umstellen sei der erste Schritt aus so einer Depression, meint mein Therapeut, und da ist echt was dran. Und natürlich, ganz wichtig, aber superschnell gemacht: das Leben vereinfachen. Das wirkt erst mal wie eine völlig unnütze Bauernweisheit. Warum nicht direkt «keine Depression mehr haben»? Stelle ich mir ähnlich leicht vor. Aber einen Versuch ist es wert.

Dass sich das Leben erstaunlich vereinfachen lässt, wenn man vom Einkaufen direkt wieder ins Bett geht, ohne den lästigen Umweg über die Küche zu nehmen, habe ich schnell festgestellt. Danach wurde es etwas kompliziert. Also: Vor Essen im Bett kommt dann wohl Kochen im Bett. Geschirr ist eh schon da, man darf sich nur nicht dafür packen, dass im frisch angerührten Pudding vielleicht ein Stück Paprika drin ist. Auf sich zu achten scheint gar nicht so schwierig zu sein, wie alle immer behaupten. Bisher komme ich super damit klar. Gut, ich versuche das erst seit knapp einer Woche, und fünf Abende davon hat das nicht richtig funktioniert, aber man soll sich ja nicht zu viel vornehmen.

Allein der Gedanke daran, direkt mein ganzes Leben lang klarzukommen, nicht an Kleinigkeiten wie mir selbst zu scheitern, das ist eine Aufgabe, die macht mir so viel Angst, das versuche ich erst gar nicht.

Es ist schon krass. Depressionen also, denke ich den Gedanken der letzten Tage wieder und wieder und rühre den Pudding linksherum, während ich eingehend meine Zehen betrachte. Wo hab ich mir so was wohl eingefangen?

Kurzes Innehalten. Dann rechtsherum rühren und versuchen zu lächeln. Gute Frage. Noch besser wäre eine gute Antwort darauf. Wo kommt das her? Wird man verrückt geboren? Oder gibt es irgendwas auf dieser Welt, was mich verrückt gemacht hat? Ist verrückt eigentlich das richtige Wort, oder diskriminiere ich mich da gerade selbst?

Ich beschließe, das Wort «verrückt» zu googeln, aber mein Laptop fährt nicht hoch. Ich schätze, der ist jetzt solidarisch auch depressiv. Keine Energie, um aufzuwachen. Die Problematik kommt mir bekannt vor. Laptops schließt man einfach irgendwo an – aber bei Menschen geht das nicht. Die sitzen dann da mit ihrem leeren Akku, so wie ich. Kraftlos. Und jedes Ladegerät eine verfickte Einzelanfertigung mit superspeziellem Adapter, den es nur einmal gibt auf der Welt. Ich bin das einzige iPhone 5 in einer Welt voller Android-Telefone. Was allen hilft, passt nicht in meine Anschlüsse.

Ich rühre den Pudding wieder linksherum. Schön gleichmäßig. Das ist monoton und machbar. Da mich das mit dem Verrücktsein aber wirklich interessiert, klemme ich mir die Puddingsalatschüssel zwischen die Beine und schreibe Cem eine SMS: «Was ist verrückt?»

Dann rühre ich weiter, nicht einmal eine halbe Minute später klingelt mein Telefon. Cem natürlich, aber ich habe gerade keine Kraft zu sprechen. Der Gedanke an Reaktionen in Echtzeit, also reagieren zu *müssen*, macht mich panisch. Also einfach nicht rangehen. Nach einer Weile hört das Klingeln auf, sich in mein Gehirn zu hämmern. Dann: Kurznachricht. «Verrückt ist, dass du nicht ans Telefon gehst.»

«Bin grad nackt», schreibe ich zurück, weil mir kein besserer Grund einfällt.

«Aha», schreibt Cem. Und: «Will ich wissen, warum du deshalb nicht telefonieren kannst?»

Ich antworte mit einem zwinkernden Smiley. Das lässt viel Raum zur freien Interpretation. Man muss die Denkleistung einfach nur an die Gegenseite übertragen.

«Okay», schreibt Cem. «Verrückt ist wahnsinnig.»

«Wann ist man verrückt? Ab wann?»

«Ab sofort», schreibt Cem. «Das geht heutzutage ganz unbürokratisch.»

Lachender Smiley meinerseits.

Ich habe das Rühren vergessen. Mache rechtsherum weiter.

Keine weitere Nachricht. Scheinbar ist das also geklärt. Cem ist wohl nicht aufgefallen, dass ich das ernst meinte. Gut zu wissen.

Pudding ist fertig. Der müsste jetzt gegessen werden, fällt mir auf, obwohl ich gar keinen Hunger habe und auch keine Lust auf Pudding. Immerhin gekocht, denke ich mir. Weil man das eben tut. Dieses ewig gleiche Hamsterrad aus kochen und essen. Hört das denn nie auf?

Genervt rolle ich aus dem Bett, ein Impuls gegen die Lethargie – aus reiner Gewohnheit.

Eine konkrete Diagnose zu bekommen macht es leichter. Jetzt aber, eine Woche danach, muss ich feststellen, dass eben auch leichte Dinge zu schwer sein können. Aufstehen, zum Beispiel, wurde leichter durch das Wissen, dass mich eine Depression daran hindern will, nicht Faulheit. Aber nur weil etwas leichter wird – wird es dadurch nicht zwangsläufig einfach.

Ich stehe auf, weil man das eben tut, wenn man normal

ist, weil man nicht den ganzen Tag im Bett liegt, wenn man normal ist, und ich will normal sein. Also tue ich etwas Normales und stehe auf und schlendere in die Küche, um dort den Pudding wegzuwerfen. Schaufele zwischen grünen Küchenschränken und Wäschebergen und Tellerskulpturen Vanillepudding in die Spüle, Löffel um Löffel. Das ist fast wie essen, denke ich mir, die Bewegung ist die gleiche, nur der Sinn dahinter ein anderer. Der letzte Löffel gelber Nahrungsersatz suppt in die Spüle, dann drehe ich das Wasser auf und schaue zu, wie sich alles vermischt und präzise im Abfluss verschwindet.

Was für eine Verschwendung, prasselt es im Wassergleichtakt durch meinen Kopf, und als ich den Hahn zudrehe, versickern auch diese Gedanken wieder. Heute müsste ich eigentlich schreiben. Das wäre der Plan gewesen, wenn ich Pläne machen würde. Jeder macht Pläne. Ich hatte zum Beispiel auch mal den Plan, aus dieser WG mit Jan und Christoph auszuziehen. Ich bin dann doch nicht ausgezogen. Habe ich nicht hinbekommen, und jetzt wohne ich alleine hier. Ich schätze, ich bin nicht gut darin, mich zu bewegen. Dass die Hälfte meines Einkommens für die Miete draufgeht – scheint da einfach der Preis für zu sein. Mein Blick wandert über die Schränke und den Herd Richtung dieser großen Bahnhofsuhr an der Wand, und die sagt: «Ich bin vor zwei Jahren stehengeblieben, damals war's wohl kurz vor fünf.»

«Jau», sage ich zur Uhr, «ich glaub, ich auch. Du machst das schon ganz richtig. Zweimal am Tag die richtige Zeit anzeigen. Man muss nur den passenden Moment abwarten, dann scheinst du zu funktionieren. Man darf dich nur nicht den ganzen Tag beobachten.»

«Du führst Selbstgespräche», sagt die Uhr zu mir, «aber du bist ja auch verrückt. Davon ab könnte dieser Trick mit dem passenden Moment aber auch für dich funktionieren, oder?»

Ich sage darauf nichts, denn normale Menschen sprechen nicht mit Uhren. Ich lächle einfach nur. Niemand kann in meinen Kopf schauen. Hauptsache, alles bis zur Haut ist, wie es soll. Normal bis zur Haut. Dann bin ich nicht verrückt. Man muss mich nur im richtigen Moment sehen, ich muss mich nur im richtigen Moment sehen, dann ist alles gut, dann bin ich nicht krank und nicht verrückt.

Ich denke mir ziemlich wirren Mist zusammen, um mir selber einzureden, dass das alles eine Frage der Einstellung ist. Alles eine beschissene You-can-do-it-if-you-really-want-Verarsche. Das funktioniert super, wenn man funktionieren muss. Ich grinse immer noch und lasse die Uhr stumm hängen, wo sie ist. Fahre mit den Fingern die Spüle entlang, als wollte ich die ganze Küche irgendwohin ziehen, weiter zum Türrahmen in den dunklen Flur, der überall ausgelegt ist mit diesen weißen Fliesen von jemandem, der Lebensqualität auch eher als abstraktes Konzept begriffen hat. Meine nackten Füße spüren darauf kaum Kontur, nur Kälte und kein Leben, wenn ich barfuß durch diesen Flur gehe. Meine Zehen rollen über Fugen und spüren regelmäßige Unebenheit, aber keine Überraschungen. Das ist perfekt. So kann ich gehen, gehen ohne zu denken, einfach gehen. Und ich gehe ins Bad und drehe die Armaturen bis zum Anschlag auf.

Wie automatisch steige ich aus den Klamotten unter die Brause. Einfach so. Weil man eben so duscht und: weil man eben duscht. Ich habe nicht das Ziel, sauber zu werden oder wach oder irgendetwas. Ich dusche, weil man duscht. Lasse das Wasser an mir entlanggleiten, schrubbe fest über das sonst so struppige Haar, das Zu-viel-Bauch, die Beine in Weiß. Von außen muss ich wirken wie einer, der ein Ziel hat, ganz normal. Ich will mir selber dabei zusehen, selber glauben, dass alles gut ist.

Ich bin Tobi. Es geht mir gut. Und jetzt genug davon. An den Schreibtisch. Schreiben. Produktiv sein.

Das müsste ich tun. Also steige ich unsicher aus der Dusche und trockne mich ab. Lasse das raugefaserte Handtuch über meine Arme rauschen. Das fühle ich, und es fühlt sich gut an, weil es etwas zu spüren gibt. Ich könnte mich stundenlang abtrocknen. Aber da macht der Körper wohl nicht mit. Da kann ich auch gleich in eine Schleifmaschine springen. Fühlen ist gut. Fühlen ist normal. Also trockne ich mich weiter ab, immer weiter, nur um das zu fühlen.

Und dann plötzlich brennt es auf mir. Das beschissene Handtuch raspelt sich durch meine Haut wie Asphalt, auf dem man stürzt und sich die Arme aufreißt.

Ich habe mechanisch weitergerieben. Abgerieben. Zu lange stumm dagestanden und gedacht, dass das alles so nicht richtig ist – bis es dann tatsächlich nicht richtig wurde und mir das Handtuch die Haut stahl, bis zu der ich normal wirken wollte. Normal bis zur Haut, niemand konnte dahinterschauen. Jetzt liegt da ein Stück offen, und es wird nicht mehr zugehen, das wird mir klar.

Ich lasse das Handtuch langsam sinken, betrachte fasziniert die wunde Stelle darunter. Da ist ein Riss in mir, und alles, was an Verrücktheit eingeschlossen sein sollte, wabert fast heraus. Ich kann das selber spüren. Und auch wenn ich sonst wenig spüre, das spüre ich. Ich bin nicht richtig, aber ich will. Normalität.

Das da auf meinem Arm, das ist Abrieb, Verschleiß. Ermüdungserscheinung einer Maschine. So perfekt geölt sie auch sein mag, irgendwann greift ein Teilchen nicht und nutzt sich ab. Und wenn du Pech hast, splittert es und zerfetzt dir die Mechanik. Kolbenfresser. Dann geht nichts mehr. Dann bleibst du stumm.

Stumm. Und nichts läuft mehr.

Mein Herz prügelt mein Hirn. Los jetzt, schreit es, tu was!

Nackt, wie ich bin, mit wundem Arm und leerem Kopf, stürze ich aus dem Badezimmer durch den Flur, rutsche, gleite auf nassen Füßen an den Schreibtisch im Arbeitszimmer mit den vielen bunten Büchern im Regal, den Zetteln und Fächern und Texten verstreut überall, an den Rechner, zu meinem sicheren Hafen. Hier bin ich zu Hause. Hier kann ich atmen und allein sein ohne Einsamkeit. Kontrolle. Funktionieren. Ich will schreiben, muss schreiben, muss irgendetwas tun gegen das Stummsein. Ich muss produktiv sein, arbeiten, damit das nicht Besitz von mir ergreift.

Atmen, Tobi, denke ich, alles halb so wild.

Ich wecke meinen Rechner aus seinem tiefen Schlaf, und die Ruhe kehrt ein. Krasser Shit. Alles cool. Ich sitze wieder im Kommandostuhl. Erster Tagespunkt: Facebook. Die Welt wissen lassen, dass bei mir alles cool ist, dass alles normal ist. Ich glaube mir das wirklich selbst in solchen Momenten, halte mich vielleicht für ein bisschen mimosig, aber mit dem nötigen Abstand zur Realität lässt sich mit selbiger erstaunlich gut klarkommen. Die Frage ist, was denke ich mir nun aus, um die Welt und mich wissen zu lassen, dass es mir total gutgeht, wie immer, und man mich dabei bitte nicht stören sollte? Es muss glaubwürdig klingen, sonst kaufe ich mir das am Ende selbst nicht ab, und auch darum geht es ja. Also denke ich. Und denke, während meine Finger unruhig auf der Tastatur vibrieren.

Es ist ganz schön schwierig, seines eigenen Glückes Schmied zu sein, wenn einem nichts, aber auch gar nichts einfällt, was einen als den kreativen und vor Ideen sprudelnden, zufriedenen Menschen ohne eine Sorge im Leben darstellen könnte, der man halt so ist. Sein will.

Du bist doch Schriftsteller, denke ich, du erfindest doch ständig Menschen. Du musst dir nur dich selber ausdenken. Aber halt in anders, weißt du? So in normal, eben. So in glücklich. Nicht in traurig.

Ich bin nicht traurig, denke ich zurück, das ist ja die Krux an der ganzen Nummer. Die Leute meinen immer, wer Depressionen hat, sei traurig. Aber ich fühle mich nicht im mindesten traurig. Ich fühle gar nichts. Nix. Null. Einfach nichts. Ich bin nicht traurig. Was würde ich dafür geben, einfach nur traurig zu sein. Aber ich bin es nicht. Ich bin das Gegenteil davon.

«Mit Freunden ans Meer fahren und das geile Wetter genießen. So muss das Leben sein!», schreibe ich schließlich in dieses kleine Fenster zur Welt bei Facebook.

Mit Freunden ans Meer fahren und das geile Wetter genießen. Was würde ich dafür geben, das zu können. Liegt nur einen Telefonanruf entfernt, denke ich. Also viel zu weit.

Ich fahre den Rechner herunter, stelle das Telefon leise. Es ist so einfach, bei Facebook ein gutes Leben zu haben. So glücklich unbeschwert zu sein. So wunderbar normal. Ich kann mich konstruieren, wie ich gerne sein will. Einer von denen in den Abermillionen bunten Sonnenfotos. Einer von den Glücklichen. Aber hey, ein paar Stunden auf der Couch sitzen und an die Wand starren, das ist bestimmt auch normal und fast dasselbe wie die Sache mit dem Meer.

Schon witzig, denke ich. Ich habe auf Facebook, unter all meinen 1437 Freunden, noch nie jemanden weinen gesehen.

Kopf ganz leicht

«Brauchst du vielleicht noch 'nen WLAN-Router?», frage ich den Biologen, der lässig mit den Händen an einer Zigarette herumdreht. «Ich hab da ein paar über.»

«Ein paar?», fragt er ungläubig. Dabei lässt er seine Zunge über die Gummierung gleiten, während ich die mit Menschen überfüllte Sitzgruppe unter den Dachschrägen begutachte. Schicke Mädchen sind dabei. Aber kaum Frauen. Der namenlose Biologe, der sich auch nur mit «Hi, ich bin Biologe» vorgestellt hat, zupft sich Tabak und Grasreste aus dem Oberlippenbart.

«Ja, so fünf, sechs Stück», sage ich, «Hab 'n bisschen den Überblick verloren.»

«Sieht so aus», sagt er dann.

«Ja», sage ich, «sieht ganz so aus.»

Wenn das hier so weitergeht, denke ich, reicht das Bier mal vorne und hinten nicht, um mir die Party interessant zu trinken. Ich weiß ganz ehrlich nicht, ob jemand dreißig wird – oder die erste eigene Wohnung einweiht. Manchmal laden einen Leute ein, irgendwohin mitzukommen – und tauchen dann selbst erst gar nicht auf. Aber das Bier ist umsonst, das ist auch ohne Anlass eine Menge wert.

Aber es ist nicht nur das Rauschen, der Lärm, der mich hierhertreibt, auf diese Partys. Sich aufzuraffen fällt leichter mit dem Versprechen von Bier und Chaos, um das Schweigen in mir auszukontern. Keine Frage. Aber man muss sich ja auch selbst vormachen, man habe so etwas wie ein Sozialleben, auch wenn man gar keines haben will.

Träge stolpert mein Blick also die Gäste entlang, doch er findet nicht, was er sucht. Christoph und Jan sind unserem Ritual aus Unizeiten treu geblieben und mit irgendwelchen Frauen verschwunden. Lasse ich also noch einen Kronkorken schnappen und trinke das warme Bier in großen Zügen. Betrunken fühle ich mich zugehörig und kann gepflegt eskalieren, auch wenn ich hier Fremdkörper bin.

«Du hast auch so *richtig* Spaß, oder?»

Jones lehnt sich mit einem Lächeln aus Eis zu mir herüber.

«Total.»

Ihre Bierflasche klickert gegen meine, und wir beide können uns ein aufrichtiges Grinsen nicht verkneifen. Es ist ganz anders als sonst, als in der *Blume*. Wir stehen, zum Beispiel. Und die Musik ... nee, okay, die Musik ist leider doch dieselbe. Aber wir stehen. Immerhin. Man muss nehmen, was man kriegt.

Der Partybiologe weiß anscheinend nicht, ob er noch etwas sagen sollte – und stiert an Jones' Haaren herab.

Ich trinke einen großen Schluck, und während ich die Flasche absetze, lasse ich meinen Kopf ein wenig nach vorn kippen. *Cypress Hill*. Nur mit vernebeltem Verstand kann ich mich genügend loslassen, um mitzuwippen im Takt, der mein Herz seit jeher fesselt. Ich will es nicht tanzen nennen, denn dazu fehlt mir dann ab einer gewissen Menge Bier die Koordination, aber ich bemühe mich redlich. Meist fließt so etwas ja anerkennend in eine Beurteilung durch das andere Geschlecht mit ein. *Er bemüht sich ja.*

«Du tanzt wirklich ungewöhnlich schlecht», konstatiert Jones trocken und mustert kritisch meine Füße. «Ich würde was anderes versuchen an deiner Stelle. Irgendwas ohne Bewegen. Mache ich auch so.»

«Und, funktioniert das für dich?»

Bevor Jones mich da zu erhellen vermag, erscheint ein knuffig verstrubbelter Mittzwanziger, um ihr seine Zunge in den Hals zu schieben.

«Och, schon», grinst Jones und lässt ihre Augenbrauen tanzen. «Der hier ist mir vorhin in der Küche zugelaufen. Hab da nur rumgestanden. Ist vielleicht auch mal was für dich.»

Ich kann gerade noch ironisch einen Daumen nach oben strecken, bevor Jones vom Zerstrubbelten wieder zurück in die Küche der Lust oder sonst wohin gerissen wird. Bleibt die Frage, ob ich in meiner Unsicherheit ebenso arrogant wirke wie sie. Nichts anderes ist das. Wenn ich mir etwas nicht erklären kann – mache ich dicht. Und Witze darüber.

Mein Blick zieht ihr eine Zeitlang hinterher, bevor er sich wieder an der Sitzgruppe voller Menschen verfängt. Solche Menschenhaufen machen mir Angst. Da fühle ich mich wie ein Eindringling. Also stehe ich weiter mit dem namenlosen Party-Biologen herum. Eigentlich müsste er jetzt nur noch einen Biologenwitz machen, um mein Schicksal abzurunden.

«Fahren ein Physiker, ein Mathematiker und ein Biologe durch Schottland ...»

Ich will mich irgendwohin drehen, aber da ist nur diese Sitzgruppe. Das sind zu viele Menschen. *Ich kann das nicht!*, schreit mein Kopf, und mein Körper lächelt. «Oh, was ist das denn für einer?», denken die Menschen über mich, das weiß ich intuitiv. «Den finde ich erst mal scheiße. Weil der bestimmt nicht schlau ist, dafür aber eingebildet und bösartig, auf so eine ganz perfide freundliche Art und Weise.»

Zugegeben, so denke ich auch selbst über die meisten Menschen, aber nur, weil die zuerst so gedacht haben. Ist reiner Selbstschutz vor Idioten, die mir link an die Karre pissen wollen. Ich merke das, da ich immer reagieren und zurück-pissen muss. Nur manchmal kann ich dem Unglück ein Schnippchen schlagen und als Erster das Arschloch sein. So wird man weniger verletzt, und das ist wichtig in einer Welt, in der eigentlich jeder darauf aus ist, einen zu verletzen. Der Gedanke ist konfus, aber schlüssig in dem Maße, mich zu überzeugen, man müsse Menschen misstrauen. Aha.

Wenn da jemand in mir durchstiege – fände ich das hart beeindruckend und extrem hilfreich. Aber wie soll jemand mich verstehen – wenn nicht einmal ich selbst das tue? Irgendwas in meinem Kopf ist falsch verdrahtet, um mich mit aller Gewalt zu verwirren.

Input und Anforderung. Ich kann das nicht.

«Da sagt der Physiker ...»

Okay, denke ich, ist entschieden. Schlimmer kann das drüben auch nicht sein.

Also sage ich: «Du, ich muss ...», und wieder fällt mir keine Ausrede ein, «dahin.» Zeige diffus in Richtung Couch-tisch, und ohne ein weiteres Biologenwitzfragment abzu-warten, wanke ich durch das Wohnzimmer, welches mir wie ein Tunnel vorkommt, mit verschwommenen Rändern aus gestorbenen Zimmerpflanzen und achtlos abgelegten Jacken und Schuhen. Das fühlt sich an wie ein letzter Gang. Neue Menschen. Es pocht und schlägt gegen meinen Brustkorb, irgendetwas stemmt sich gegen mich, verlangsamt meinen Gang und meinen Willen. Ich spüre, wie ich mich gegen mich selbst werfe, meine Seele prügelt von innen gegen meinen Körper und trifft doch nur das Herz, welches zu rasen anfängt und Blut pumpt, überallhin, in dem überflüssigen Versuch, sich bemerkbar zu machen. Blutrauschohren, Zitterhände.

Sekundenjahre später bin ich da, am vermeintlichen Ziel wider Willen – und nicht darauf vorbereitet. Mein Blick auf dem Lampenschirm und den Menschen darunter, ich muss irgendetwas sagen. Aber was?

«Warte, hier», flüsterbrüllt ein rosenrot-kurzer Haarschopf, während mich das marmorglatte Gesicht darunter anlächelt. Meret. Die beste Bedienung der Welt. Wirklich wie in der Blume hier, nur dass Meret kein Bier trägt, sondern trinkt. Und lächelt. Sie schiebt sich ein Stück weiter seitwärts auf diesem Sofasessel und nickt einladend neben sich. Ich kann nur stumm zurücknicken und mich danebengleiten lassen. Muss ein ganz perfider Plan sein, mich einfach so neben sich zu bitten. Verzweifelt suche ich den bösartigem Hintergedanken. Dann schwingt ihre Bierflasche gegen meine, wie selbstverständlich, es klickt und klackt. Sie lächelt immer noch und ich auch, ganz automatisch, ein Reflex von vielen.

«Was machst'n du hier?», frage ich verwirrt.

«Feiern», sagt Meret. «Und du?»

«Trinken.»

Klassische Dialoge, wenn man die Bedienung der Stammkneipe zum ersten Mal auf einer Party trifft. Und einen das überfordert.

«Du gehst ganz schön langsam, Tobi», sagt Meret.

«Nein», sage ich, «ich bleibe nur sehr häufig stehen, ohne dass man das mitbekommt.»

Sie lacht. «Man muss auch was von der Landschaft haben.»

«Genau», sage ich, «man verpasst ja viele Details, wenn man einfach so drei Meter *direkt* irgendwo hingeht.»

«Richtich!», lallt sie etwas vornübergebeugt und greift nach einer Schachtel Zigaretten. «Du machst das schon gut. Unsichtbar warten.»

Sie fingert ungelenk eine Kippe aus der Schachtel. Ihr Feuerzeug stößt eine Stichflamme aus, die farblosen Augen weiten sich, Meret wirft den Kopf nach hinten, um ihrem Handflammenwerfer zu entkommen. Die Haare verrutschen nicht einmal im Ansatz. Ein kurzer, zuckender Moment in dieser sonst erstaunlich warmen Ruhe.

«Huch», sagt sie nur und grinst mit der verbrannten Zigarette unter ihrer Nase, den Mund breit und die Lippen fest um den Filter geschlungen. Ich lächle, da ich nicht weiß, was ansonsten gerade zu tun oder zu sagen wäre, und schaue an ihr vorbei auf die Fototapete an der Zimmerwand. Eigentlich schaue ich da nicht wirklich hin, ich sehe nur bewusst nicht Meret an. Das wirkt auf viele Menschen sehr tiefsinnig, ist aber genau wie so eine peinliche Brille mit Fensterglas eher ein verzweifelter Versuch, von der eigenen Unsicherheit abzulenken, indem man sie zur Nebenerscheinung der krassen Intellektualität erklärt, die man sich selbst durch solche Gesten anphantasiert.

Ich weiß ums Verrecken nicht, was ich sagen soll. Alles, was mir einfiele, muss furchtbar dumm klingen. Aber ich will nichts Dummes sagen. Ich will was ganz Normales sagen. Will hier sitzen können und quatschen, ohne sofort wieder in Gedankenabgründe fallen zu müssen. Will nicht stetig diese Überzeugung, diese beschissen laut schreiende Gewissheit, dass ich dieses und jenes ohnehin nicht kann. Eigentlich: gar nichts kann.

Mein Blut pumpt mittlerweile panisch. Eine kleine Frau mit unsagbar schwarzen Haaren mir gegenüber lächelt mich aus mir unverständlichen Gründen an. Die Musik wird leise, still fast. Ich weiß nicht, ob Meret noch redet, ich weiß es wirklich nicht, ich weiß nur, dass die Schwarzhaarige spricht. Mit mir.

«Bist du nicht dieser ...?»

Ganz genau der bin ich. Es ist mir total egal, ob sie einfach nur «Ballonkünstler» sagen möchte oder «Typ, der mich so komisch anstarrt» oder «Torsten», denn: Sie hat mich angesprochen. Liebe. So schnell kann's gehen. Ich kenne ihren Vornamen nicht, aber allein die Tatsache, dass sie sich für mich interessiert, macht sie ohne jeden Zweifel zu einem der spannendsten Menschen des Universums. Ich bin, ganz ehrlich, verliebt. Das geht unendlich schnell bei mir. Und ist ebenso unendlich verwirrend.

Regelmäßig verfalle ich jeder Frau, die mich auch nur wahrnimmt. Ich weiß nicht, wie das geht, denn ich habe Angst vor Menschen, weil ich etwas Dummes sagen könnte. Gleichzeitig reiße ich mir das Herz raus und verschenke es freigiebig an den Erstbesten, der nicht schnell genug «Danke, ich hab schon» sagt. Wo da der Sinn ist – da würde ich auch gerne hintersteigen. Vielleicht ist Liebe für mich ein Halt. Der laut vernehmbare Widerspruch zu meinen eigenen Gefühlen. Vielleicht suche ich krampfhaft nach Liebe, um etwas zu erfahren, was ich in mir selbst nicht finde.

Wir Menschen suchen die Wiederholung alter Gefühle, hat mein Therapeut gesagt. Wahrscheinlich bin ich als Kind unheimlich krass geliebt worden, deswegen geht das mit dem Verlieben jetzt immer so komfortabel schnell bei mir.

Immer noch halte ich mein Herz in der Hand und strecke es der jungen Frau mit dem unglaublichen Haar entgegen, als sie endlich draufkommt.

«Du bist dieser Schriftsteller, oder? Wie geil. Ich find dich echt super. Witzig, dass du hier bist.»

Ich schaue zu Boden. Komplimente: noch etwas, was ich definitiv nicht kann. Die müssen gelogen sein. Aber mein

Herz fliegt und ich falle. Falle rein in das vertraute Gefühl, mich zu verlieben, mein Herz ganz und gar aufzugeben, mit dem Kopf zwischen den Sternen zu sein, geblendet und aufgelöst zugleich. Haben müssen. Wollen.

Die Frau, jetzt meine Frau, dreht sich nach links und küsst den Mann neben sich.

Was das soll, verstehe ich nicht. Warum würde meine Frau einen anderen küssen?

Mein Kopf hat die Situation schon gelöst. Mein Herz hingegen – fällt gerade noch die Treppe runter.

«Guck mal, das ist dieser …», sagt meine Frau zu ihrem Mann, «Krass, das ist ja cool», antwortet der, und sie beide lachen in mein Gesicht aus gutgelauntem Stein. So schnell ich mich auch verliebe, so schnell kommt es angerollt, das «Schon wieder nicht», gemeinsam mit dem «Natürlich» und «Du wirst niemals». Die Enttäuschung ist ein warmes Zuhause und alle Möbel noch am selben Platz. Als sei ich nie weg gewesen.

Und mit einem Mal knallt die Musik zurück, und alle haben wieder ihren Röntgenblick, der meine Fehler durchleuchtet und Sympathien erstickt. Ich bin so voller Fehler und Unzulänglichkeiten, dass ich davon überquille, aus Augen und Mund und jeder Pore sickern meine üblen Kehrseiten, diese dunklen Flecke, und sie wuchern über Gesicht und Haare und Körper wie ein schwarzer Pilz, der mich überwächst. Ich stürze rasch und zittrig mein halbes Bier, um das Wachstum zu stoppen, die Fehler aufzuhalten. Ich kann nichts denken außer, dass ich falsch bin, falsch hier und gefälscht, falsch auf dieser Welt und dass alles falsch ist, was mir diese Frau hier entgegenlächelt. Der Typ neben ihr, der ist gerettet und hat jemanden, der ihm zeigt, dass er was wert ist. Und ich bleibe auf der Strecke.

«Läuft alles falsch», höre ich mein Herz dumpf murmeln, «das ist gefährlich hier, denn schau dich an, du bist nicht genug. Du musst gehen und verschwinden, bleib nicht stehen, schau dich nicht um, nur wenn du läufst, nur wenn du läufst, kannst du sicher sein.»

«Bis dann», ist alles, was mir einfällt. Ich stehe ruckartig auf, schwanke etwas, und eine Hand an meiner Schulter stützt mich. Party-Biologe ist das, er will mir unbedingt seinen Witz erzählen, ich will aber unbedingt nach Hause, und aus diesen zwei diametralen Interessen lässt sich gerade kein Konsens bilden.

«Lass mal gut sein», peitscht Meret in Richtung Biologe. «Du musst den Tobi jetzt nicht volllabern, weißt du?»

Ich stehe wankend dazwischen, Meret hält den Biologen mit ihren Blicken in Schach. «Zur Not laberst du *mich* gleich voll, aber gib uns beiden mal noch fünf Minuten, okay?»

Meret zwinkert mir verschwörerisch und kurz zu, lächelt dann steif und unbewegt, bis der Biologe sich förmlich in Rauch auflöst und seine Hand auf meiner Schulter gleich mit.

«Was'n los mit dir?», fragt Meret, während sie aufsteht und mich vor sich her aus der Sitzgruppe herausschiebt. Langsam, aber sicher wieder Platz zum Denken und Atmen.

«Ach nix», sage ich, «nur frustriert.» Meine Hand versucht abzuwinken, Merets Blick findet den Boden. «Ist alles irgendwie beschissen grad.»

Die Hände hat sie in die Taschen ihrer Jeans geschoben. Ihre Augen sehen kurz in meine, bevor sie zur Schwarzhaarigen mit ihrem beschissenen Freund blinzelt und genauso hastig wieder zurück. Der Blick ist eine Frage, ich nicke, und sie lacht darauf.

«Das ist schon okay», sagt sie dann, «die hat eh 'n Knall. Herzensbrecherin.»

Ich schweige und versuche, nicht umzufallen. Frauen, die Herzen brechen, sind mein Beuteschema. Ich scheine danach zu suchen.

«Na ja, wollte ich dir nur gesagt haben», setzt Meret fast entschuldigend hinterher.

«Ja, danke», raune ich genervt. Meine unsicheren Füße scharren und wollen endlich weglaufen, ich will hier nur noch weg in mein Alleinsein und niemanden mehr kennen und niemand mehr sein.

Liebe ist schon ein Arschloch.

«Ich geb dir mal meine Nummer», tastet sich Meret noch ein letztes Mal zaghaft vor. Ich suche verzweifelt meine Jacke, lasse mir einen hastig bekritzelten Zettel in die Hand schieben, Meret sagt noch was.

«Ja», antworte ich gedanklich bereits vor der Haustür, «ja, ja», und knülle den Zettel ungesehen in eine meiner Hosentaschen. Kein weiterer Gedanke daran, keiner an Meret oder Jones oder die Liebe, nur noch das vertraute Gefühl, dass es wieder nicht geklappt hat. Damit stolpere ich durch die Haustür. Brauche für das erste Stockwerk nur einen einzigen Schritt. Danach schmerzt meine linke Seite und mein Kopf, aber das ist okay, hat ja keiner gesehen.

In der Bahn fällt meine Stirn an das Seitenfenster. Zwanzig Minuten, bis ich zu Hause bin.

Warum das nie klappt mit der Liebe und mir, frage ich mich.

Und ob der Biologenwitz wohl gut war.

Was ich hätte ändern können.

Was ich hätte sagen können.

Nichts, denke ich mir.

Holz und Pflanzen und Heimat

«Junge», sagt mein Vater, «Junge, du siehst scheiße aus.»

Das ist keine Beleidigung. Das ist Ruhrgebiet. Heimat, zu Hause. Und wo fährt man hin, wenn man Depressionen hat, aber partout nicht drüber reden möchte? Eben. Bei den Eltern Zeit totschlagen und so tun, als ob alles in Ordnung sei – ist das Facebook der 80er. No place like home.

Hier ist viel Holz um mich, Parkett und leichte Gardinen, die der Sommerwind trägt, ausladend hohe Decken für viele Menschen unter einem großen Dach, obwohl es inzwischen nur noch wenige sind, die hier leben. Die Wände geziert von einzelnen Regalen, vollgestellt mit Sand und Muscheln und Büchern und Erinnerungen, dazwischen ein verstaubtes Telefon und ein Heer von Pflanzen, deren Namen ich mir ums Verrecken nicht merken kann.

«Echt jetzt», sagt Julie.

«Hat wieder irgendwer mit dir Schluss gemacht?», setzt Frida hinterher, weil Geschwister ja traditionell sticheln müssen.

«Seit Jahren nicht mehr», grummle ich meinen Schwestern zu und bemühe mich, das als salopp formuliertes Interesse an meinem Leben aufzufassen. Meine Mutter findet auch, dass ich scheiße aussehe. Sie kommuniziert solche Dinge nur anders. Nonverbal. Durch Essen.

«Nein danke, wirklich», sage ich, aber auch die dritte Kelle Erbsensuppe fliegt ungeachtet meiner eigenen Bedürfnisse auf den Teller. Ich wusste gar nicht, dass man Suppe stapeln kann. Meine Mutter kann das. Muss so ein Müttertalent sein:

die Physik dem eigenen Willen zu unterwerfen, wenn das Kind zu Besuch ist.

«Nachtisch?», fragt meine Mutter. Ich deute stumm auf den Berg aus Suppe und schüttle etwas hilflos den Kopf. Was ist hier los? Ist jemand gestorben? Das kann ja wohl nicht nur an mir liegen. Mein Vater lehnt sich vom großen Esstisch gemütlich zurück und versucht, in seinen eigenen Bart zu schauen. Er lächelt warm in sich hinein, ganz zu sich selbst und bei sich selbst.

«Ist irgendwas?», frage ich, und dann schaut er mich nur an und sagt: «Nein, mein Sohn, mir ist nur aufgefallen, dass du etwas abgespannt und schlaff wirkst. Plagt eine Sorge dein kühnes Herz?» Ich hoffe zumindest, dass er das sagen will, denn es klingt leider verdächtig nach: «Du siehst scheiße aus.»

Wie gesagt, Ruhrgebiet, da ist das normaler und respektvoller Umgangston. Im Moment jedoch fällt es mir schwer, den erfolgreich als solchen einzuordnen. Und so ein Satz ist nicht unbedingt hilfreich, wenn mein Selbstwertgefühl mich schon morgens fragt, ob ich überhaupt in den Spiegel schauen will, weil es den Anblick kaum erträgt. Meine Depression empfindet völlig vertraute Dinge als fremdartig neu und missversteht sie fast schon aus Prinzip. Das anstrengend zu nennen wäre eine wirklich sehr putzige Untertreibung.

Still betreibe ich also wie ein fleißiges Ruhrgebietskind Tagebau am Suppenberg und überlege, ob ich meinen Eltern eigentlich mal sagen will, dass ich Depressionen habe und seit geraumer Zeit zu einem Therapeuten mit Farn-Fimmel gehe, weil mir die Vorstellung, irgendjemand könne mich lieben, völlig abwegig erscheint. Eigentlich möchte ich sie in den Arm nehmen und sagen: «Es tut mir so leid, dass ihr mich lieben müsst, weil ihr meine Eltern seid», aber das scheint mir dann doch hart übertrieben. So schlimm ist es ja nun auch wieder nicht. Nur fast.

Vielleicht könnte ich mit meinen Eltern mal in einen Dialog darüber treten, wie sie das schaffen mit dem Lieben und der Suppenphysik und so. Halt den ganzen spannenden Kram, über den ich mir vorher nie sonderlich Gedanken gemacht habe. Was für ein furchtbares Kind ich gewesen sein muss, zum Beispiel. Und dass ich meinen Eltern wohl nie all das zurückgeben kann, was sie mir gegeben haben. Weil einfach ihr Sohn sein da nicht reicht. Warum sollte so etwas auch reichen? Bei anderen Kindern ist das vielleicht so, aber bei mir doch nicht. Wie kannst du dein Kind lieben, wenn es kaputt ist?

«Noch Suppe?»

«Gern», sage ich automatisch, denn Suppe essen heißt Fresse halten. Ich habe völlig den Faden verloren, worüber mein Vater gerade spricht. Ich Arschloch kann gerade wieder nicht zuhören, weil ich unbedingt über mich selber nachdenken muss und warum ich eigentlich scheiße aussehe und warum seit Jahren niemand mehr da war, der mit mir hätte Schluss machen können.

Ich muss wirklich mal zuhören lernen. Wir alle müssen mal zuhören lernen, denke ich, und dann ist mein Suppenteller leider endgültig leer, und ich stehe unter Zugzwang.

«Ja», sage ich also mitten in irgendeinen Satz hinein. «Ich seh scheiße aus.»

Die Familie schweigt irritiert. Mutter und Vater wenden ihre Köpfe zu mir. Meine Schwester wendet ihren Kopf zu mir. Meine andere Schwester wendet ihren Kopf zu mir. Sogar ich selbst würde mich zu mir umdrehen, wenn das ginge. Zwei

Sekunden Starren, dann verfällt wieder alles in geschäftiges Geschnatter miteinander. Scheinbar habe ich nichts verpasst, irgendwer ist schwanger, keine Ahnung, das passiert ja ständig in letzter Zeit, jedenfalls ist das alles wichtiger als ich.

Mir scheint, als wäre das alles mal anders gewesen. Aber es scheint eben nur so. Wirklich verändert hat sich nichts. Früher und heute ist immer noch eins. Wir haben *schon früher* so am Tisch gesessen und *schon früher* alle auf diese liebevolle Art und Weise untereinander ausgeteilt, die mir jetzt immer mehr in den falschen Hals rutscht. *Schon früher* sind wir von Mensch zu Mensch gesprungen an diesem Tisch, diesem Verteilungsknoten von Aufmerksamkeit, wo jeder was davon bekommt, wenn er nur danach fragt. Nur frage ich nicht mehr, gebe keinen Zündstoff, keinen Impuls.

Ich konsumiere die Geschichten um mich herum, ohne meine eigenen preiszugeben. Ich bin nur physisch Teil dieser Familie, ich will nicht ganzer Teil sein. Und ich will unbedingt. Aber dazu gehört Kommunikation, und die kann ich nur imitieren derzeit. Keine ehrliche Geschichte mag da aus mir sprudeln, nichts, was irgendwen was anginge. Ich bin der Stille. Körperlos fast. Meine Gedanken sicher in diesem riesigen Ozean in mir versunken. Und seit Jahren schon, seit Jahren halten sie die Luft an.

Frida hat die Probleme mit ihren Kollegen in den Griff bekommen. Das ist toll, glaube ich. Sie macht irgendwas mit Menschen. Bei einer Bank. Julie zeichnet Häuser. Bekommt ein Kind statt Depressionen. Ganz vernünftige Dinge eben. Dass ich Künstler werden wollte, damit konnten meine Eltern nie etwas anfangen. Sie wünschen sich, dass ich einen «richtigen Job» finde. Oder eine Freundin. Oder irgendwas. Irgendwas Normales. Irgendwas, womit der Junge glücklich ist. Meiner Familie scheint es ein Ding der Unmöglichkeit, dass Schreiben und Auf-der-Bühne-Stehen mich glücklich machen könnten wie andere Menschen Häuserzeichnen.

Mein Blick gleitet durch die Runde der Menschen, die mich lieben und mich gleichzeitig leidenschaftlich nicht verstehen wollen. Nicht verstehen wollen, dass ich ihr Leben nicht teile. Ihr Konzept davon. Und dass das keine verspätet rebellische Phase ist, sondern simpel und einfach ein ganz anderer Entwurf von dem, was aus mir völlig unerfindlichen Gründen beides «Leben» genannt wird. Und weil Eltern ja immer Eltern bleiben – möchten sie dennoch, dass es mir gutgeht. Allerdings so, wie sie sich das vorstellen. Und das ist der Punkt, Depression hin oder her, der mich immer unglücklich gemacht hat und immer unglücklich machen wird:

Ich bin der unerfüllte Traum meiner Eltern, so scheint es mir, der eine Makel, der eigentlich keiner ist, aber anders wäre es doch irgendwie schöner. Depressionen helfen da nicht unbedingt.

«Ach, Ihr Sohn ist Künstler UND depressiv? Na, da haben Sie aber ganz schön in die Scheiße gegriffen, was?»

Vielleicht rücke ich deshalb immer noch nicht raus mit der Sprache. Bei niemandem. Depressionen haben: Das ist doch keine *richtige* Krankheit. Ich schäme mich fast ein wenig dafür, nichts Anständiges zu haben. Krebs oder so. Da sagt keiner: *«Ich hab manchmal auch so Geschwüre. Aber dann hab ich mir lachende Katzenbabys angeschaut, da ging das wieder. Ich hab mich da eben nicht so reinfallen lassen in dieses Krebs-Ding. Ist alles 'ne Frage der Einstellung.»*

Ist aber auch egal, schließlich ist irgendwer immer noch schwanger und wird der Welt neues Leben schenken, und ich weiß ums Verrecken grad echt nicht, wer denn nun eigentlich genau. DAS sind Probleme. Du kriegst die Tür nicht zu, wie meine Mutter sagen würde. Was auch immer das bedeuten soll. Dann verteilt jemand Sektgläser. Wir stoßen an.

«Glückwunsch», sage ich in den Raum hinein, und das scheint richtig gewesen zu sein. Meine kleine Schwester Julie lächelt und nimmt mich fürsorglich in den Arm, streichelt meinen Rücken, ganz leicht, ganz heimlich. Sie will damit bestimmt sagen, dass sie mich liebt und schätzt als Bruder und Mensch, aber davon kommt nichts an, es wirkt viel zu beschützend.

Wenn meine kleine Schwester mich vor der Welt beschützen will – dann muss doch irgendetwas schieflaufen in meinem Leben. Meine kleine Schwester, die bei Klaviermusik vor lauter Schönheit immer weinen muss. Wenn meine Häuser zeichnende kleine Schwester mich beschützen will, wenn da niemand komisch schaut, dann kann das recht erniedrigend sein. Man soll mich nicht beschützen. Müssen.

Die Sektgläser klirren, immerhin Alkohol, und man macht Pläne für das erste Kind in der Familie. Ich schweige und beweise damit das Einzige, was ich derzeit beweisen kann: dass meine Probleme noch ein wenig warten können, dass ich jetzt nicht diese Leere in mir, die das alles hinterlässt, diese Leere und die Wut auf mich und die Welt herausschreien muss. Weil andere Dinge wichtiger sind als ich, viele andere Dinge. Also lächle ich, sage nichts mehr zu alledem und spüre die Leere in mir kreisen, während um mich herum alles wieder in Trubel verfällt ob der wundervollen Erkenntnis, dass es kaum größere Neuigkeiten gibt als eine Schwangerschaft. Neues Leben.

Gut, Depression, also eine Krankheit mit einer ganz annehmbaren Suizidrate, das ist auch schon eine große

Neuigkeit. Aber das zieht die Stimmung runter. Da gibt es keinen Sekt. Was schade ist.

Sitze ich also einfach weiter an diesem großen Esstisch aus Holz, starre auf Pflanzen und Wände, lächle artig und rede über Kinder und dass mir das gerade viel zu früh wäre und man da ja wen für bräuchte, der einen liebt, idealerweise. Alles sehr bekannt.

Und ganz unten, zwischen Stille und Chaos und Leere in mir, mache ich meinen Eltern Vorwürfe. Ganz so, als hätte ich nicht geschwiegen über diese beschissene Krankheit, die mich so sein lässt. Ganz so, als hätte ich etwas gesagt über die Depression und mich und sei schlichtweg übergangen worden, weil ja schließlich jemand schwanger ist. Denn dadurch kommt es wieder hoch: das vertraute Gefühl, nicht so wichtig zu sein, nicht jetzt, nicht gleich, und darin kann ich zu Hause sein. Es ist ein Gefühl, wenn auch ein schlechtes, aber es riecht nach Holz und Pflanzen und Heimat.

Zwei Stunden, fünfzehn Minuten

«Koks und Nutten sind aus», sagt die Stimme am Telefon, «aber ich hab Bier kaltgestellt.»

Meine Eltern haben mich zum Bahnhof gefahren, damit ich nicht den Bus nehmen muss. Weil das zu kompliziert wäre für jemanden wie ... na ja, mich. Wie das erst werden soll, wenn sie wissen, dass ich eine Depression habe, mag ich mir gar nicht ausmalen. Vielleicht übernehmen sie dann auch das mit den Auftritten für mich. Dann dürfen sie überlegen, was man dem Veranstalter am Telefon auf seinen Koks-und-Nutten-Scherz so antworten könnte. Ich lache einfach nur und lege auf, das muss reichen.

Mein Regionalexpress wälzt sich den Bahnsteig entlang und erbricht dann Menschen zurück in die Wirklichkeit. Entweder ist Karneval oder Fußball oder Mittwoch, denn alle sind betrunken und schreien sich gegenseitig Unterhaltungen mit der Wucht eines Faustschlags ins Gesicht. Ich nippe an meinem Bier vom Kiosk und betrachte lautstarkes Leben um jeden Preis. Sehnen die sich so sehr nach Erlebtem, dass sie alles dafür in Kauf nehmen?, frage ich mich. Dann erstirbt der Menschenschwall, und ich schlendere gemächlich durch die immer noch klaffende Öffnung hinein in meine nächsten zwei Stunden Lebenszeit. Ich falle in einen gepolsterten Vierersitz, Fensterplatz. Wir fahren schnell. Landschaften stoßen mich und den Zug hastig von sich fort, bloß nicht zu lange bleiben an den Zwischenhalten.

Das erste Bier leergenippt, das zweite trinke ich dann schon, und während meine Füße mich aus dem Zug durch den Bahnhof in irgendeine Innenstadt zu irgendeiner Location zu irgendeinem Backstageraum tragen, muss das dritte Bier gestürzt werden, sonst wird das alles nichts.

«Hallo», sage ich am Eingang, «ich bin einer der Künstler.»

«Ja, du siehst auch schon witzig aus», sagt der Mann in der Eingangstür.

«Meine Eltern sehen das anders», sage ich und folge durch die dunkle, schwere Holztür nach drinnen.

«Hier», sagt der Mann, der sich nicht einmal die Mühe gemacht hat, sich vorzustellen oder irgendwelche besonderen Merkmale zu haben, «hier ist der Backstage.»

Der Backstageraum besteht aus zwei Kisten Bier. Also, wirklich, mehr nicht. Er hat keine Stühle, keine Tische. Nur zwei Kisten Bier. Er hat nicht einmal Wände. Er hat eine nicht ganz so einsehbare Seitenlage zur Bühne. Und Boden. Zum Sitzen. Und, wie gesagt, Bier. Was mich eigentlich noch mehr schockiert als diese Backstageraumbierabstellecke an sich, ist die Tatsache, dass mich das nicht so richtig fuchst.

«Cool», sage ich, lege meine Tasche ab, setze mich auf den Boden und öffne mir ein Bier. Ein paar Minuten später detoniert der Veranstalter im Backstage.

«Hey, ich bin der Frank. Koks und Nutten …»

«Sind leider aus. Aber ihr habt Bier kalt gestellt.»

«Ich sehe, wir haben telefoniert.»

Ich nicke und schaue ihm dann über den Flaschenhals stumm an den Kehlkopf. Augen kann ich grad nicht, irgendwie scheint mir das zu persönlich.

«Also, unsere Leute hier sind immer ein bisschen zäh, so am Anfang. Lass dich davon nicht verunsichern. Die haben dann eben erst gegessen und so. Und die stehen eher auf den

Ficki-Ficki-Kram, verstehste? Also, wenn du da ein bisschen was hast ...»

«Nein.»

«Na ja, auch nicht schlimm. Hauptsache nicht zu intellektuell. Physical Comedy geht hier auch immer gut und natürlich singen. Aber eigentlich geht alles. Und wegen der Zeit, also zweimal eine Viertelstunde, nicht überziehen, aber das sag ich gleich noch mal, wenn alle da sind. Und am besten was mit Fußball, wenn du hast. Oder Frauen. Das ist auch immer gut.»

«Aha.»

«Ja, und schrei am besten nicht rum. Die wollen sich hier wohl fühlen, und sei vielleicht nicht zu links. Und wenn du dich viel bewegen könntest, die Leute mögen das. Ach ja, und sei ruhig ein bisschen flapsig, aber nicht zu viel. Und ja, nee, das ist eigentlich alles, so weit.»

«Soll ich vielleicht noch Werbung für irgendeinen Baumarkt machen?»

Er lacht sehr künstlich, und ich hoffe, dass er verstanden hat, dass ich gerade nicht in der Laune bin, vollgequatscht zu werden. Hat er anscheinend nicht, denn sein Mund öffnet sich wieder und erklärt mir, dass das hier ein gutes Haus sei und sehr renommiert. Woraufhin ich denke, dass das ja kaum zusammengeht – so renommiert kann dieses Haus ja nicht sein, wenn es *mich* einlädt. Unklugerweise sage ich das dann auch noch, und er fasst das schon wieder als Scherz auf, erzählt was von irgendwelchen Preisen, die ich mal gewonnen hätte, und dass ich ein total witziger Vogel sei.

«Ja, das mit den Preisen, das muss ein Missverständnis gewesen sein», will ich sagen. «Schätze, da gab es eine Verwechslung. Ich kann mir das nicht anders erklären.» Aber ich nicke nur artig und brav, weil ich nicht anders damit umgehen kann, wenn mich jemand lobt oder von mir überzeugter ist als ich selbst.

Schmeiß mir Kritik entgegen, die werde ich umarmen und bei mir tragen, mein Leben lang, denn die kann ich als etwas Reales annehmen. Weil sie mich schmälert. Das funktioniert in meinem Kopf. Aber Bestätigung ist eine verlogene Angelegenheit, die nur auf Missverständnissen beruhen kann. Es muss doch jeder sehen und hören, dass das, was ich da tue, Mist ist, ein großer Schwindel, der irgendwann auffliegen muss. Irgendwann *muss* doch jemandem auffallen, dass ich da auf der Bühne und auf meinem Papier zu Hause nichts Besonderes tue, dass das alles schlicht verpacktes Blendwerk ist, da ich nicht besser kann, als allen etwas vorzumachen. Und ich verachte die Menschen dafür, dass sie das nicht so klar sehen können wie ich. Ich verachte Menschen für ihre Unfähigkeit, meine Unfähigkeit anzuerkennen.

Vielleicht geht ein Teil von mir deshalb auf diese Bühnen, jede Woche, um endlich entlarvt zu werden. Immer weiter eskalieren, bis mich endlich jemand aufhält. Es kann doch nicht so schwer sein, zu sehen, dass ich da nur Worte aneinanderreihe. Das kann im Übrigen jeder, so ungefähr ab der ersten Klasse.

Ein Zug Bier. Und die Gedanken verlangsamen. Ich weiß, ein Teil von mir weiß, dass ich da Unsinn denke, dass da etwas dran sein könnte, dass die Menschen mich gut finden. Vielleicht sogar für talentiert halten. Aber der andere Teil in mir, der große, mächtige, der will, dass ich klein bin, ungehört und machtlos. Er hat Spaß am Scheitern, denn er sehnt sich nach dem vertrauten Gefühl, und er brüllt so laut, so unfassbar laut über all die Tatsachen und fremden Worte hinweg, dass ich nur noch ihm glauben kann. Das Geschrei ist alles, was ich höre. Und entweder glaube ich *daran*, oder ich glaube an das Nichts und die Leere, denn mehr ist da nicht. Und so habe ich Angst, mir selbst irgendetwas außer der lautesten Stimme zu glauben, Angst, mich zu täuschen, und glaube dem großen Schläger in mir, der mir jeden Tag einbrüllt, dass ich scheiße bin, und mir dann trotzdem noch eine reinhaut. Das ist immer noch besser als gar keine sozialen Kontakte.

Noch ein Zug Bier. Das macht den Schläger betrunken. Dann liegt er friedlich in seinem verwüsteten Zimmer, und ich kann mich hineinstehlen und wenigstens die schlimmsten Schäden beseitigen. In mir wohnt ein betrunkener Stiefvater, der es nicht so meint und mich trotzdem schlägt.

Künstler Nummer zwei schleift sich in den Backstage, heißt Mark und hat mehr Bier mitgebracht. So was ist willkommen, gerade bei meinem Gedankenunwetter, von dem ich mich immer wieder losreißen muss, auch wenn es schwerfällt. Ich kann mich später noch mit mir selbst darüber streiten, wer recht hat, jetzt ist Maskenzeit. Also lache ich breit und schlage kraftvoll in die sich mir reichende Hand.

Vertraute Gesichter sind gut. Mark ist so eines. Zwischen uns fliegen die Insiderwitze wie Ameisen hin und her. Wenn sie fliegen könnten ... Aber man versteht, was ich sagen will.

«Oh, der feine Herr Siebenleben», stelzt er mir entgegen.

«Jaja, der feine Herr und der andere feine Herr», steife ich zurück, und dann lachen wir und umarmen uns. Da ist nichts mehr von meiner Scheu gegenüber Menschen, sie verschwindet laut und schnell. Denn das hier, das bin jetzt nicht mehr ich. Nicht mehr «der Tobi», sondern ein Typ namens Tobias Siebenleben, mein unverletzliches Bühnen-Ich. Das ist aktiviert, sobald die Scheinwerfer anspringen. Irgendwer hat mir diesen Namen verpasst, weil ich betrunken über befahrene Hauptstraßen gehen konnte, ohne überfahren zu werden. Immer. Und jemand mit so viel mehr Glück als Verstand gehört doch einfach auf eine Bühne. Jemand, der lebt. Dieser Typ will und kann ich sein. Bis der Vorhang fällt, wie man so schön sagt.

Das Bier und Herr Siebenleben gleiten in meinen gerade noch hässlichen Körper und versprühen Sonne und Liebe. Ich zittere vor Spannung auf das, was kommt. Eine Stunde lebendig sein. Fühlen. Geiler Shit. Alles geht schnell: schnell ein Bier, schnell das jetzt ganz erträgliche Gelaber vom Veranstalter ertragen, schnell noch mal auf die Toilette, dann schnell *noch* ein Bier, Sound und Alkohol sind eingepegelt, alles geil. Die Leute rumoren, klatschen. Jemand moderiert, ich raus auf die Bühne.

«Schönen guten Abend, mein Name ist Tobias Siebenleben, und ihr seid heute mein Publikum», basse ich ins Mikrophon, und dieser erste Satz in meiner tiefen Stimme fegt wie eine Feuerwand durch den Saal, ergreift alles und lässt die Menschen verstummen. Ich bin da. Lebendig. Man hört mich. Nimmt mich wahr. Diese ganzen beschissenen Selbstzweifel kommen mir jetzt so albern vor wie die Gedanken von jemand anderem, die sich zufällig in meinen Kopf verirrt haben. Frequenzüberlagerung, falscher Empfänger. Der erste Gag zündet, irgendetwas mit einem halben Schwein und einem Metzger. Ich weiß es gar nicht genau, ich fliege über Worte und Zeilen, säusele und fluche die Abschnitte entlang, blättere um, atme laut und lachend. *Fünfzehn Minuten, die reichen, die Welt zu verstehen*, hat mal jemand gesagt, und als ich das erste Mal verschwitzt von der Bühne hüpfe, weiß ich wieder, was damit gemeint ist. Depressions-Normalo-Tobi ist noch nicht wieder da, also schnell ein weiteres Bier, das wird ihn aufhalten, ein Weilchen.

«Scheiße, Alter, du brennst heute», brüllt Mark in der Pause, und er hat recht. Jedes Bier ist hochprozentig für mich, erhöht die Entflammbarkeit. Ein kleiner Funke, und alles detoniert in Tanz und Konfetti. Ich trage eine Maske, das weiß ich, aber sie sitzt fest und wackelt nicht, ist kaum zu spüren, und so denke ich nicht darüber nach und genieße diese andere Persönlichkeit, die mir Bier und Bühne jedes Mal aufs Neue einhauchen, diesen fremden Geist, der von mir Besitz ergreift.

Es ist angenehm, einmal nicht ich selbst zu sein. Was natürlich, wenn man mal genauer drüber nachdenkt, hanebüchener Unsinn ist, denn das bin ja immer noch ich, Bühne hin oder her. Alkohol hin ... oder ... na ja. Trotzdem bin das ich. Und will immer so sein. Aber ich kann das wohl nur, wenn Bier den stillen Tobi in mir einschließt.

«Ja, geil, Alter», schreie ich zurück, «heute fetzt auf jeden Fall. Aber ich bin noch nicht betrunken genug.»

Warum. Auch. Immer. Keine Ahnung, warum ich so was in solchen Momenten denke und sage, aber die Kontrolle setzt dann aus, und es scheint mir eine furchtbar schlaue Idee, einfach mehr zu trinken. Hat bis hierhin geholfen, diese acht Bier, warum sollten weitere vier dann verkehrt sein?

Mein Telefon vibriert in der Tasche. Ich lese die Kurznachricht, auf dem Weg zum Tresen. Kurz lächeln über Meret, die mir schreibt und fragt und lächelnde Smileys schickt. Schnelle Antwort, Euphorie. Das Leben ist geil in diesem Moment.

Die Pause endet, und wir alle schwärmen zurück, Mark rockt die Bühne halb kaputt mit seinen brachialen Witzen und dann ich, schon viel zu betrunken, aber die Leute lieben mich, zu Recht, wie könnte ich sie jemals verurteilen dafür, schließlich bin ich großartig. Das Feuer aus Fleisch und Worten, ganz und gar zu Hause auf diesen Brettern, die für andere die Welt, für mich aber mein Ich bedeuten.

Applaus, Applaus, der Vorhängt fällt, auch wenn es keinen gibt, Sekt und Zugaben, das letzte Bier, Schulterklopfer, «geile Scheiße», Tasche schnappen, das wirklich allerletzte Bier, zum Mitnehmen.

Dann raus.

Die Tür fällt zu.

Stille.

Wind zieht an meinen Haaren und zerrt die Bühne und den Herrn Siebenleben aus mir heraus. Der Weg zum Bahnhof ist kurz und dunkel. So viele Menschen glücklich gemacht. Die gehen nun glücklich nach Hause in ihre hellen Altbaupaläste zu Menschen, die das Glück mit ihnen teilen dürfen. So viele Menschen sind jetzt glücklich.

Und am Ende bleibt für mich – Gage. Da ist keiner bei mir, der auf mich wartet, sich mit mir oder für mich freut. Zwei Stunden lang rauschen die Zuglandschaften an mir vorbei. Ich nippe das letzte Bier und grüble zwischen Vierersitzen, woran das liegen mag. Warum ich so viel Glück und Freude in anderen entfachen kann. Ob ich eine Leere in mir krampfhaft mit fremder Freude füllen will und sie daher so gut bei anderen verteile? Oder ob sich die Menschen an meiner Leere erfreuen, nicht an mir und meinen Gedanken?

Es sind zwei gescheiterte Stunden, die all das Lebendige in mir zubetonieren und Parkplätze darauf bauen, graue Parkplätze am Rande der Stadt, wo sie niemand braucht und will. Zwei Stunden, die reichen, die Welt zu verstehen. Die andere

Welt, in die ich zurückfahre, in der niemand mich hört, in der ich am Bahngleis das wirklich allerletzte Bier nur noch mit Handzeichen bestelle, mir Fastfoodscheiße in Bergen kaufe, um mit beidem irgendetwas in mir zu stopfen, mich nicht mehr hohl zu denken, sondern schlecht und voll zu fühlen.

Die letzten Stufen hoch zu meiner Wohnung steige ich ganz allein. Alle anderen bei ihren Menschen, nur nicht ich. Dass das unfair ist, denke ich, und einfach scheiße und unfair noch mal. Dass ich auch will, dass da jemand zu Hause ist, irgendwer, der wartet. Ich schleiche die Treppen hoch, zurück in das Allein.

«Hallo, Tobi», sagt Meret, während sie mich halb liegend von meinem Fußabtreter aus müde anlächelt.

Hallo, Tobi.

Der Schwerelose

Ich kann kaum stehen. Das liegt wohl zu gleichen Teilen an dem vielen Bier und an Meret, wie sie da einfach vor meiner Wohnungstür rumlungert und mich genau dort trifft, wo es schmerzen kann: Hoffnung. Haare und Mantel fast dasselbe Rot, in meinen Hausflur gekippt, vor meine Tür. Wunderschön. Der Rest verschwimmt im Alkohol, Hose irgendwie, Schuhe irgendwie, alles dunkel, alles Brauntöne. Alles nicht wichtig. Nur der Mantel, der sich durch die Netzhaut brennt und bleibt. Ich weiß nicht, ob es Meret ist, die bei mir bleiben soll, oder nur die Farbe.

Schwankend ziehe ich viel zu viele Schlüssel aus meiner Tasche. Dann fällt mir ein, dass meine Wohnung immer noch aussieht wie Sau und dass ich eigentlich keine Lust auf Gesellschaft habe. Ich bin jetzt einsam, und das Gefühl darf nicht einfach durch einen anderen Menschen, der spontan auftaucht, zerbrochen werden. Mir scheint das respektlos. Weiß Meret denn nicht, dass ich gerade in meinem Meer aus selbstgeschöpfter Einsamkeit ertrinken möchte, statt gerettet zu werden? Natürlich weiß sie das nicht. Wie soll sie auch? Aber es kommt mir jetzt und hier, in diesem Moment, furchtbar unsensibel von ihr vor, mir diesen Raum nicht zu geben. Mich zu verwirren. Mir ist das zu eng. Ich will nur in Ruhe leiden und mich in dieser Einsamkeit bedauern. Glaube ich.

Also lasse ich den Schlüssel zurück in die Tasche fahren und sinke gemeinsam mit ihm an meiner Haustür hinab neben Meret und grinse verständnislos, da mir das einfacher scheint als alles andere. Konflikte weglächeln. Sich bücken.

Ich kann das betrunken nur halb gut, aber vielleicht reicht das hierfür ja.

«Meret», sage ich verwundert, «was …?»

Meret lächelt durch ihr rotes Gesicht, die runden Wangen wollen beinahe bersten.

«Ich dachte, ich besuch dich mal. War gar nicht so schwierig, rauszufinden, wo du wohnst.»

Dann lacht sie fast schelmisch. Andersherum wäre das echt creepy: ein Mann, der Nachts vor einer fremden Wohnung auf dich wartet. Aber wenn Frauen so was tun, muss man das wohl süß finden. Warum auch immer.

«Ja, nee, stimmt. Steht bestimmt irgendwo im Internet», sage ich beinahe gänzlich tonlos. Immerhin ist meine Sicht durch das Bier zu verzerrt für Untertitel. Sonst würde ich aus der Unterhaltung hier sicher die Erklärung des Dritten Weltkrieges rauslesen. So bin ich lediglich irritiert.

«Wollen wir nicht reingehen?», fragt sie dann, ruckt ihren Kopf in Richtung Tür und wirft damit eine Haarsträhne vor ihr Lächeln.

Ein seltsamer Moment ist das, in dem mir klar wird, dass sich jetzt *nicht* alles in mir sträubt. Ich wundere mich ein wenig über mich, denn da lauert kein «Nein» auf meinen Lippen, keine Ausredenmaschine springt an, keine Übelkeit. Warum denn eigentlich nicht *zusammen reingehen*? Hindert mich irgendwas? Das Licht erlischt laut klackend im Treppenhaus. Pechschwarz umfängt mich, es ist wie Augen zu, nur schöner.

Meret und ich lehnen an meiner Tür, ein Augenblick, und dann erstirbt das Bild.

Was ein wunderschöner Schluss, denke ich nur, da wäre jetzt alles offen und reichlich Perspektive für uns beide, wenn das ein Film wäre. Schön gemacht. Aber mein Leben kann eigentlich kein Film sein, dafür ist die Hauptrolle viel zu scheiße besetzt. Und hässlich. Und unsympathisch, wenn wir schon dabei sind.

«Bei mir ist aber grad nicht aufgeräumt», schreie ich den *Zusammen-reingehen-Gedanken* entgegen, so stark, dass bei Meret immerhin noch ein kleinlautes Brummeln davon ankommt.

«Das ist mir so was von egal. Ich find Chaos total kreativ und warm.»

«Kannst du mir hochhelfen?»

«Immer», japst sie, springt behände auf die Beine, ergreift meine Hand und zieht so unerwartet leicht und kraftvoll meinen Körper nach oben, aus dem Wasser heraus, in dem ich treiben wollte, zu sich. *An Land den Taucher.* Und mir ist unheimlich dabei, gerettet zu werden, doch lasse ich es geschehen und schaue nur zu in dieser Dunkelheit, in der wir nichts sehen, nur spüren. Spüren, wie meine Hand sich auflädt an ihrer, unsere Körper aneinander entlangstreifen, ganz leicht und warm, unvertraut beängstigend und beängstigend unvertraut.

Dann stehe ich da, aufrecht, und weiß nicht, wohin mit mir.

«Ja, also …», stottert mein Mund mit viel Distanz, während der Rest von mir noch näher an Meret steht. Unsere Hände haben sich nicht loslassen können, warum auch? Da ist kein Grund, eine warme Hand loszulassen, egal wem sie gehört, weiß etwas in mir, da ist kein Grund.

«Mmhmm», summt Meret in die Dunkelheit und lässt diesen Klang meine Wangen streicheln. Ihr Hals ein Mond, der strahlt, und er ist alles, was ich sehen kann, während ich versuche, in keine Augen zu schauen.

«Also, wir könnten», sage ich und nicke leicht mit dem Kopf in Richtung Wohnungstür, in diesem kahlen Hausflur hoch über der Straße, aber Meret kann das nicht sehen und ich nicht glauben, dass ich da tatsächlich wen einlade, bei mir zu sein.

Bei mir.

Warte mal. Bist du eigentlich bescheuert? Das verstößt doch gegen alles, was du dir vorgenommen hast, denke ich mir selbst etwas ärgerlich entgegen. Und auf einmal sperrt sich wieder etwas in mir, blockiert, wie die Hand in meiner Tasche, die den Schlüssel suchen will, aber der Stoff meiner Cargo-Hosen scheint mich festhalten zu wollen. Etwas hängt.

Körper gegen Körper gegen Geist gegen mich.

Wo ist denn das Problem?, frage ich mich.

Keine Ahnung, aber es gibt bestimmt bald eins, antworte ich mir. Du bist doch ein einziges wandelndes Problem. Warum soll das mit dieser Frau hier gut ausgehen?

Dass ich mir selbst aber auch immer so gute Fragen stellen muss. Was weiß ich, warum das gut ausgehen sollte, aber man kann doch mal daran glauben, oder? Bei dem Gedanken muss ich selbst ein bisschen lachen. *Nicht schlecht, lieber Kopf, nicht schlecht, aber vielleicht etwas zu einfach.*

«Wir könnten ... was?», haucht Meret weiter meine Wange zu Pudding, und ich schätze, gleich ist der Moment gekommen, wo man sich küssen müsste, wenn man das wollte.

Vorher sollte ich mir noch darüber einig werden, ob ich jetzt 'ne optimistischere Haltung zur Existenz einnehmen oder doch lieber ewig einsam bleiben möchte. Klingt nach einem No-Brainer, ist aber scheinbar Thema für mich, da ich ja immerhin verrückt bin. Und betrunken.

Die Antwort auf die Frage ist eigentlich klar: Natürlich will ich nicht einsam sein, das will keiner. Und doch strebe ich danach. Wenn sich das verstehen ließe, wäre einiges verstanden, aber ich verstehe nichts, viel weniger als die meisten, und so schleppe ich die großen Rätsel mit mir herum und deute sie als Schicksal ohne Erklärungen. Frauen verlassen und verletzen mich nicht aus Gründen, sondern aus Prinzip, denn etwas anderes verstehe ich derzeit nicht, ich kann Wirkung und Ursache zwischen Menschen nur als eine Kraft gegen mich begreifen, weil alles gegen mich sein soll und muss, das sagt mein depressives Herz, und so braucht es nicht mehr als dies, um alles für mich zu erklären.

Die ganze Welt ist da, um gegen mich zu sein, rauscht es überschall durch meinen Kopf, während Merets Hand die meine immer noch nicht loslassen mag.

Geh doch einfach weg, schreit es in mir, du bist doch auch nur darauf aus, alles kaputtzutreten, was ich in mir repariert habe.

Geh doch bitte einfach weg!

Hilflos pocht mein Herz im dunklen Flur, mit dieser Frau an meiner Hand und keinem Mut, etwas zu wagen. Kein Mut, dem Unvermeidbaren noch einmal gegenüberzutreten, da der Ausgang doch ohnehin längst feststeht. Die ganze Welt ist gegen mich, und das schließt Meret ein, egal ob sie das weiß oder nicht. Ich weiß das, und das genügt, um alles zum Scheitern zu verurteilen, was ich mir hier erträume und erträumen würde. Sie meint es viel zu gut mit mir, denn sie kennt mich nicht. Würde sie mich kennenlernen, wäre es anders, also lieber jetzt hier Abschuss und fertig. Keine Herzlust auf noch mehr Schmerz, der kommen wird, so oder so.

Ich bin nicht pessimistisch, ich kenne mich selbst und die

Welt zu gut. Lieber jetzt und hier sicher sein, den Schmerz sofort, aber dafür überschaubar halten. Lieber ablehnen, als abgelehnt zu werden, auch wenn genau diese Ablehnung mein Zuhause ist. Jetzt nicht, ich kann das nicht. Nicht jetzt.

Also ziehe ich meine Hand aus der Tasche, die andere immer noch in der ihren gefangen, und weiß nicht, was ich sagen könnte.

Ich will nicht alleine sein, will ich sagen, und das stimmt und dann auch wieder nicht.

Ich weiß nicht, was das ist und was das werden soll mit uns, aber die Angst ist größer als alles, was du mir geben könntest, will ich sagen, und ich will nicht, dass das stimmt.

Warum sind Menschen so schwer?, denke ich, warum liegen sie auf mir wie Blei, wenn sie doch Flügel sein sollen?

Weil ich keine Flügel kenne, die mich tragen könnten. Ich bleibe unter Wasser, wo Vögel ertrinken und Flügel ihren Sinn verlieren. Hier kann und soll mich keiner retten, denn es ist meine Heimat, in der ich sicher bin. Da draußen ist mir alles zu gefährlich, wenn ich nicht weiß, woran ich bin. Meine Hand schiebt Merets Schulter leicht nach vorn, drückt gegen sie, gegen das Risiko, welches ich nicht eingehen kann und will. Egal, wie sehr mich das reizt, egal, wie anziehend ich ihre Anziehung finde. Ich weiß genau, zu genau, dass meine Herzangst immer größer sein wird als das Verlangen, nicht allein zu sein. Sogar betrunken und mit einer, die mich retten will, im Arm weiß ich, dass das mein Herz mit seiner beschissenen Angst vor allem ist, das gegen meine Magenwände schlägt, die Gänsehaut macht und mich so verzweifelt allein sein lassen will. Mein Herz will eine Festung sein, sonst nichts.

Unsere Hände lösen sich, die letzten warmen Klebstoffreste zwischen uns ziehen Fäden und verschwinden, Körperwärme verfliegt im Treppenhaus zu Erinnerungen an Momente, die hätten sein können.

«Oh», sagt Meret schlicht, und es klingt nicht kalt und enttäuscht, nur überrascht.

«Ich kann das nicht erklären. Nicht jetzt», sage ich, und es klingt wie eine Entschuldigung für etwas, und ich weiß nicht, warum. «Ich muss meinen Kopf klarkriegen. Das Herz befestigen. Weißt du?»

«Nein.»

«Wie auch.»

Wir lachen verstört. So muss sich das anfühlen, wenn nach dem One-Night-Stand auch der Kaffee schlecht ist.

«Ich muss vorher noch etwas für mich regeln», weiche ich sehr vage irgendeinem klaren Statement aus.

«Du», flüstert sie, «das ist kein Problem. Ich wollte dir eigentlich auch nur sagen …»

Dann zögert sie. Ich zögere mit, denn da bin ich gut drin.

Ihre Augen zwinkern wahrscheinlich, ich kann nichts sehen, dann folgt ein Kuss auf meine Wange, ganz leicht und sanft und gar nicht fordernd.

«Sag Bescheid, wenn du das geregelt hast», wandert es von ihren Lippen in mein Ohr, kein Vorwurf, liebevoll.

«Ich überfall dich dann wieder unvorbereitet, und dann sehen wir, was passiert.»

«Ich freu mich drauf», lüge ich und widerstehe dem Verlangen, sie entweder zu küssen oder anzuschreien. Dann hüpft sie mit einer zuckersüßen Melodie, melancholisch wie Blütenstaub, auf ihren Lippen das Treppenhaus hinab.

Vielleicht hat sie gerade was komplett anderes erlebt, sage ich mir, oder aber die Frau versteht wesentlich mehr vom Leben als ich.

Irgendwann schließe ich die Tür auf und gleite in die wohlverdiente Einsamkeit, in der mich keiner liebt und keiner will. Der Kosmos funktioniert wieder richtig. Viel zu viel Risiko da draußen. Viel zu viel Gefühlsgefahren. Endlich wieder unverwundbar, endlich wieder allein.

Noch Stunden sitze ich auf meiner Couch, starre in die leere Dunkelheit und lasse die Einsamkeit zurück zu mir, so wie es sein soll. Es ist kein Bier mehr da, also kann ich nur noch billigen Fusel kippen, der schmeckt wie Verzweiflung, aber das passt schon. Schreibe hilflose Nachrichten an meine Jungs, aber da wird nichts zurückkommen, das weiß ich.

Schluck um Schluck wird es heller. Draußen geht das Leben bald wieder los, und ich bin nicht sicher, ob ich mit diesem Schnaps etwas aufwecken oder etwas zum Schlafen und Schweigen bringen will, also trinke ich, bis ich das weiß. Aber nichts schweigt oder erwacht in mir. Schwebezustand, schwerelos. Da ist nichts, wohin ich fallen könnte. Aber auch wirklich nichts unter mir. Orientierungslos bin ich auf der Suche nach dem Boden, dem Grund, fliege auf meiner Couch sitzend meine Seele entlang, um zu verstehen, was ich eigentlich noch hier tue. Was ich hier noch will. Ob die ultimative Einsamkeit nicht auch ein Ziel sein könnte. Ein Ausweg aus der Ambivalenz. Aber die Antwort darauf, die vergesse ich morgens gegen halb zehn, zwischen erbrochenen Burgern und der Gewissheit, dass man auch auf Badezimmerfliesen schlafen kann wie ein verdammt unglückliches Baby.

Angst und Zigaretten

«Ich habe etwas zu gestehen», sage ich mit der feierlichsten Stimme, die ich so auftreiben kann.

«Ich habe» – Kunstpause! – «Depressionen.»

«Ich weiß», sagt mein Therapeut, «ich hab das diagnostiziert.»

«Ja», ich lächle durch ein paar Gewächse zu ihm herüber, «ich wollte mal üben. Wie das so ist, wenn man das jemandem sagt.»

«Und, wie war das so für Sie?»

«Keine Ahnung. Ich fand's ein bisschen übertrieben, mit der feierlichen Stimme und so. Muss ich noch dran arbeiten. Damit das möglichst lässig rüberkommt. Als wär's keine große Sache.»

Mein Therapeut lächelt selig in sich hinein. Wahrscheinlich analysiert er jetzt wieder irgendwas in seinem Kopf zusammen. Ich hasse das. Ich komme mir dann vor, als wäre ich vor Gericht. Alles, was ich sage, würde definitiv gegen mich verwendet werden. Therapie wird immer mehr zur Hassliebe. Wenn ich Dinge in Zeitlupe vor die Wand fahre, so wie mit Meret, denke ich: «Ja, gute Sache, dieser Psychologenkram.»

Bin ich dann hier, zähle ich die Sekunden, bis es aufhört.

«Es *ist* keine große Sache», murmelt mein Therapeut abwesend und lässt seinen Blick über seine Kuscheltierarmee wandern. «Es ist keine große Sache, wenn Sie keine daraus machen.»

«Das ist wieder einer von diesen Psychologensprüchen, die Sie in der Uni auswendig lernen mussten, oder?»

«Ach, Herr Katze, weshalb sind Sie heute so aggressiv? Ist irgendetwas vorgefallen?»

Was sage ich da jetzt? Ja, ich habe irgendwie die Kontrolle über mein Leben verloren, obwohl ich keine Jogginghosen trage? Ich kann nur noch mit Alkohol in mir glücklich und zufrieden sein und auch das nur für eine Zeit? Ich kann nur noch betrunken auf der Bühne stehen, weil der echte Tobi das nicht mehr schafft? Ich habe letztens eine tolle Frau in die Wüste meines Hausflurs geschickt, weil ich Angst hatte, in der Zukunft könnte etwas aus uns werden – und dann schiefgehen?

Sage ich ihm, dass ich meine Freunde nur noch sehe, wenn sie mich zu sich zerren, weil nichts mehr von dem, was ich in mir trage, mich beflügeln kann zu leben? Dass ich Gespräche nur in Schwermut beginne und verlasse, sogar mit Jones, die mich nicht mehr aufzufangen vermag? Rede ich über so viel Wut in mir, die mich zwingt und verführt, mich selbst zu zerstören? Dass ich zuschlagen muss, um irgendwas zu fühlen außer Leere, und sei es nur Verachtung für mich selbst? Dass ich nur noch in Vorwürfen und Neid lebe, auf Jones, auf Lene und Cem, die scheinbar so mühelos ihren Scheiß geregelt kriegen? Kinder zeugen und Eiscreme machen, schwerelos das Leben entlangtanzen oder zumindest besser als ich ertragen, dass das Leben im Prinzip unerträglich ist? Dass da erste Suizidgedanken in mir aufkeimen und ich nicht wirklich weiß, wie ich damit umgehen soll?

Erzähle ich von meiner Familie, die mich nicht verstehen kann, weil wir verschiedene Sprachen sprechen? Die mich so gern verstehen will und es nicht schafft, was das Ganze noch frustrierender macht? Oder sollte ich lieber davon erzählen, dass mich der Gedanke daran, mich mein Leben lang als Alien zu fühlen, derart aus der Bahn wirft, dass ich mich gerade mit mir selbst nicht darauf einigen kann, ob ich noch Mensch oder schon Stein bin?

Oder soll ich vielleicht sagen, dass ich mich fürchte vor dem Moment, in dem jeder begreift, dass ich krank bin im Kopf? Verrückt und nicht auf die gute Art? Dass ich bisher niemandem erzählt habe von der Depression und mir, weil ich mich fürchte vor dem, was dann geschieht? Dass mir die verschissene Depression wie ein Fehler vorkommt, den es zu beichten gilt? Für den ich die verdiente Schuld trage?

Dass ich Angst habe vor dieser Offenbarung, dass bei mir irgendetwas falsch ist? Dass *ich* falsch bin, nicht so, wie ich sein sollte? Dass ich mir und allen etwas vorgemacht habe, dass ich in Wirklichkeit ein ganz anderer Tobi bin, kein Tobias Siebenleben, kein glücklicher Allesschaffer, sondern schlicht Tobi, ein leergefegter Hüllenmensch, der froh ist, wenn er schläft, statt sich scheiße zu finden? Und dass meine größte Hoffnung derzeit ist, mich irgendwie selbst zu ertragen?

So was sagt man doch nicht. So was geht doch keinen was an.

«Ach, ich fühle mich heute nicht so toll», fasse ich also folgerichtig zusammen, «ich hab das Gefühl, das mal irgendwem sagen zu müssen. Aber ich weiß nicht, wem.»

«Freunde sind immer gut für so was», sagt der Therapeut, kratzt sich am Kinn und schaut mich herausfordernd an.

«Soll ich da jetzt was drauf sagen?», frage ich.

«Ich warte sehnsüchtig auf Ihren obligatorischen Witz zu dem Thema.»

«Mir ist nicht nach Witzen.»

«Oh», sagt mein Therapeut dann und schaut lange und

bedächtig durch meinen Kopf hindurch auf die Lehne meines Sessels.

«Oh», sagt er zum zweiten Mal, murmelt das fast und weiß nicht, ob er noch etwas mit seinen Pflanzen um sich herum anstellen oder mich lieber erstaunt anschauen soll, und versucht beides, was ganz bizarr aussieht. Ein Mann, der eine Pflanze streichelt und einem dabei tief in die Augen schaut – das sind Bilder, die bekommt man nicht aus dem Kopf. Das ist eine so hohe Dosis surreal, das brennt sich ein.

«Wie stehen Sie zu Antidepressiva?»

Und da ist er, der Overkill. Medikamente. Kann der Mann Gedanken lesen?

«Ich wollte meine psychischen Probleme eigentlich lieber selbst in den Griff kriegen», sage ich erstaunlich automatisch, und erst nachdem ich das ausgesprochen habe, wird mir klar, dass dem tatsächlich so ist. Medikamente nehmen macht das Ganze noch eine Stufe heftiger. Dann ist man *richtig* krank. Also, so *richtig* richtig.

«Denken Sie einfach in Ruhe darüber nach», meint mein Therapeut, «die können Ihnen helfen, sich etwas zu stabilisieren.»

«Aber ich bin nicht instabil», protestiere ich. Vielleicht eine Spur zu laut.

«Sie weinen», sagt mein Therapeut trocken. «Seit zwanzig Minuten laufen Ihnen Tränen die Wangen runter, und Sie merken das nicht einmal.»

«Ich hab Bindehautentzündung.»

«Und ich keine Lust mehr!» Seine Stimme verliert die Kontrolle, ein wenig nur, aber spürbar. Zu laut, zu schnell.

«Meinen Sie, ICH hätte noch Lust? Dieser ganze Quatsch hier bringt doch überhaupt nichts. Monate sind wir jetzt dabei! Und?! Sie haben mir noch kein beschissenes Stückchen geholfen!»

«Weil Sie so beschissen hilflos sind!»

Seine Worte eine Nadel. Ich: Ballon. Die ganze Praxis: eine einzige Explosion.

Überall Stücke von mir. Ungefiltert, zeitgleich, ungebremst detoniert Frustration aus mir heraus. Wir beide schauen schockiert über unsere Schultern. Therapeut und Patient. Ein Epizentrum aus Worten. Ground Zero.

Ich schreie. Befreit schreie ich. Intim und traurig und etwas entrückt, erst mechanisch, dann immer lauter und schärfer, obwohl es eigentlich nichts zu schreien gibt. Aber ich schreie. Ich schreie wegen meiner Tränen, die ich tatsächlich kaum gespürt habe, schreie, weil ich keinen Ausweg mehr spüre aus dieser Einbahnstraße, die mein Leben geworden ist. Angst und Wut ringen um Ausdruck. Sie beide wollen herausgeschrien werden. Formuliert werden. Kein Detail will sich mit einem Platz in der zweiten Reihe zufriedengeben. Alles kämpft und drängelt, will Beachtung. Und um uns herum verbrennt die Luft, so viel Druck ist in mir, der geballt nach außen dringt.

Ich glaube in diesem Moment nicht mehr daran, irgendetwas verstecken zu müssen – da ich es ohnehin nicht mehr kann. Ich weiß nicht, was genau ich sage, und es ist nicht wichtig. Mein Schreien wird Resignation, Fallenlassen, Akzeptanz und Galgen, keine Abstände mehr zu nichts, kein Halt. Keine Scham, weder falsche noch echte.

Ich bin. Seit Jahren das erste Mal *bin* ich.

Die Praxis brennt. Trümmerteile meiner Seele stürzen von der Decke und zerschmettern jede Distanz zwischen mir und meinem Therapeuten. Und irgendwann, lass es Tage sein oder Minuten, ist der letzte Sauerstoff verbraucht. Ich bin atemlos im Schutt.

Wir sitzen da, in unseren Sesseln, ich unter wundervollen Tränen, er wie vor die Wand geworfen, stocksteif, stumm, aber zufrieden.

«Möchten Sie eine Zigarette, Herr Katze?»

«Ich würde töten dafür.»

Wir lachen. Und schleppen uns auf den Balkon seiner Praxis. Nikotindurchflutet tanken wir Sonne und wehenden Wind, die Unterarme aufs Geländer gestützt und den Kopf Richtung Wolken. Zwei Zigaretten lang.

«Warum habe ich Depressionen?», frage ich nach einer Weile, den Blick fest im Himmel. «Hab ich scheiß Eltern gehabt oder 'ne beschissene Exfreundin oder so was? Muss doch 'nen Grund geben dafür.»

Sanft schüttelt mein Therapeut den Kopf.

«Eine Trennung kann natürlich ein Auslöser sein. Nicht unbedingt eine Ursache. Vielleicht sind Sie so angelegt, ich weiß es nicht. Und, na ja, emotionales Trauma, bumm ...»

Seine Hände malen eine Explosion in die Luft, als sie mit weit gespreizten Fingern auseinandertreiben.

«Also ist», ich nehme einen tiefen Zug von der Zigarette, muss fast husten, als ich versuche, unter Rauch zu sprechen, «also ist meine Exfreundin schuld?»

«Ach, ich bitte Sie. Da machen Sie es sich zu einfach. Wie sagt man so schön? Da gehören immer zwei zu.»

«Also sind wir beide schuld?»

«Niemand ist *schuld*. Sie müssen sich von diesem Gedanken trennen, Herr Katze. Die Welt ist nicht schwarz und weiß. Es gibt keine Schuld und Unschuld. Nur Umstände und Konsequenzen. Folgen.»

Dann nimmt er einen sanften Zug von seiner Kippe, sein Haar wirrt im Wind hin und her. Er sieht mich nicht an, betrachtet nur seinen Hinterhof.

«Krasse Scheiße», sage ich.

«Krasse Scheiße», sagt er.

Unten spielen ein paar Laubblätter fangen.

«Sie müssen was tun», sagt er dann, immer noch mit dem Blick im Hof. «Ganz dringend!»

Sie müssen was tun.

Das ist der Moment, in dem ich loslasse. Nicht von Hoffnung, aber von falscher Illusion. Ein Abschied von der Utopie, dass das alles von selbst besser werden könnte. Dass da irgendwo jemand wartet, mich zu retten. Ich kann mich nur selbst retten, das sagt mir meine wunde Kehle hier draußen. Ich kann nur selbst derjenige sein, der alles zurechtrückt. Der mir auf die Schulter klopft und sagt, dass nicht alles gut, aber besser werden kann. Ich bin auf mich allein gestellt, und das ist eine so wunderbar einfache Erkenntnis. So simpel und doch kaum zu begreifen, solange der Punkt noch nicht erreicht ist. Der Nullpunkt. Erst muss man anscheinend fallen, dann kann man auch wirklich den Boden unter den Füßen erahnen und versuchen, ihn nicht mehr zu verlieren.

Ich fiel von unten, negativ dem Boden entgegen, aus dem Anti-Raum, der unter dem Nichts existiert, zurück auf Punkt null, wo ich geerdet sein kann, wo meine Erdung zumindest beginnen kann, wenn ich nur will. Ich kann den Nullpunkt sehen. Erahnen. Geschwindigkeitstaumel. Die Welt dreht sich. Fast richtig herum. Wie sich das anfühlen könnte, das weiß ich in diesem Moment beinahe. Ich erahne die Möglichkeit. Und der Gedanke an die Möglichkeit ist schön.

Wortlos reiße ich die Unterarme vom Geländer, mein Daumen reibt mir eine letzte weiche Träne aus dem Auge.

«Wir sehen uns nächste Woche», raunt mein Therapeut, den Blick fest in den Wolken, «und die nächsten Zigaretten, die gehen auf Sie.»

Ganz staubig und scheu

Jeder Handlung wohnt eine gewisse Dramatik inne, so man sie nur schnell genug nach Verlassen einer psychotherapeutischen Praxis vollzieht. Zum Fleischer gehen zum Beispiel. Steaks kaufen. Ich habe noch nie so kathartisch Steaks gekauft. Das ist irre.

«Lass uns grillen. Ich muss jetzt grillen. Mit dir.»

«Geil», schreit Jones am Telefon.

«Halbe Stunde?», frage ich.

«Geil», schreit Jones noch einmal, und zum ersten Mal schweben da keine beschissenen Untertitel durch die Telefonverbindung, nur unverfälschtes Signal, nur: «Geil», und mehr ist nicht zu sagen. Das Leben kann einfach sein. Zumindest wenn es darum geht, totes Fleisch über Holzkohle zu hängen.

Das erste Bier zischt mir euphorisch entgegen, die Steaks saugen Holzkohlenduft in sich, und Jones sitzt mir lächelnd gegenüber. Auch lange her, so ein Anblick.

«Ist was besonders Tolles passiert, oder warum bist du so gut drauf?»

«Nein», sagt Jones. «Ganz im Gegenteil. Ich habe aufgegeben, mich um irgendetwas zu kümmern. Aufgeben befreit.»

Das graue Top zeichnet sanft ihren Oberkörper nach, die Kilos von einst sind in den letzten zwei Jahren dem Sport gewichen, doch ihre Haut ist und bleibt wie immer, nicht bleich, aber hell und ohne Schatten. Der Sommer scheint sie umarmen zu wollen.

«Findest du», frage ich, «dass Aufgeben 'ne legitime Lebensstrategie ist?»

«Aber völlig!» Jones lächelt nicht mehr, sie schaut bedächtig in ihre Bierflasche an diesem späten Donnerstagnachmittag auf ihrer Terrasse. Auf dem stumpfen Steinboden hat sich Juliwärme angesammelt, unsere Füße tauchen darin, und wir sitzen in unseren schmutzigen weißen Plastikmöbeln zwischen den Hecken, Bäumen und der grau verputzten Hauswand. Es ist unser Strand, aus Beton, Stein und Scherben.

«Aufgeben ist doch was Befreiendes. Einfach zu sagen: Nee, ich hab keinen Bock mehr auf diesen Scheiß, der mich so runterzieht. Da hab ich keine Lust mehr drauf. Ich finde, das kann echt 'ne Last nehmen. Einfach mal sagen: Das war's jetzt. Ich mache mir keine Sorgen mehr. Ich finde, das ist 'n echt befreiender Entschluss.»

Noch so eine Gedankenleserin heute, wie mir scheint. Muss der Tag der Telepathie sein.

«Ja, ganz genau», flutscht es fast euphorisch aus mir heraus, «sich nicht mehr darauf zu verlassen, dass irgendwer alles gut macht und so.»

«Ja, so in etwa. Ich meine, kennst du das auch, wenn du Bilanz ziehst und dir denkst: Jau, bis hierhin und nicht weiter?»

Ich nicke fröhlich. Ja, ich weiß, was du meinst, Jones, will ich sagen und greife die Zange und lasse ein Stück Fleisch auf ihren Teller krachen. So könnte das also sein, dieses Mit-Freunden-Sprechen, vor dem ich mich so standhaft drücke. Aber bei mir kann das niemals nur Konversation sein wie bei Jones, bei mir muss das zwangsläufig zur Beichte werden. Es ist ja nicht getan mit *Es geht mir nicht so gut*. Das ist allerhöchstens ein kleiner Anfang, der vorbereiten soll auf das, was kommt. Auf diese Bombe, die ich mit mir trage. Die eigentlich nicht wirklich eine Bombe ist, nur etwas sehr, sehr

Schweres, Unbekanntes. Und wen will ich das tragen lassen außer mir selbst? Sich öffnen: Muss man sich denn wirklich *trauen* – oder reicht es schon, einfach zu *machen*? Ich weiß es nicht. Wirklich nicht.

Stummschweigend essen wir bedächtig, es ist so friedlich hier. Ich kaue mit jedem Bissen Worte durch meinen Verstand, weiß nicht, *wie*, aber ich weiß, *dass* ich Jones davon erzählen muss, will, aber wie, das weiß ich nicht.

Wie sagt man jemandem, dass man schwul ist? Oder verliebt? Ich versuche mich zu erinnern. Da kommt nichts. Es gibt wohl Dinge, die müssen einfach rauspurzeln, wenn der richtige Moment gekommen ist. Perfekter als jetzt wird das nicht, da sind nur sie und ich und Beton, unser Strand und wir.

«Du …»

Jones hört schlagartig auf zu kauen.

«Ich muss dir etwas sagen.»

Durchgekautes Steak fällt aus einem panisch offenen Mund. Ihre Augen starren in meine Richtung. Ein feines Rinnsal Ketchup läuft ihr Kinn herab.

«Sag jetzt NICHT, dass du in mich verliebt bist. Ich WARNE dich!»

Ein banger Moment des Herzklopfens. Aber die Vorlage kann besser wirklich nicht sein. Wenn es einen Moment gibt im Leben, der geeigneter sein soll als dieser, ich könnte ihn mir nicht in meinen kühnsten Träumen erahnen. Also!

«Nee. Ich hab Depressionen.»

Mist, denke ich mir, *die Kunstpause*, du hast die Kunstpause vergessen. Jetzt wirkt das so lapidar dahergesagt. *Das entscheidet über Zukünfte. Ja, Plural.* Was soll Jones darauf nun antworten? Die Kunstpause macht es doch erst wichtig. Jetzt,

jetzt ist einem Arschloch-Satz wie «*Mir geht es auch manchmal nicht so toll*» doch Tür und Tor geöffnet. Dieser Kram, den die Leute von sich kotzen, wenn sie finden, dass man sich einfach nur anstellt, das einem aber nicht ins Gesicht sagen wollen. Das hast du aber GANZ toll vergeigt, Tobi, Glückwunsch. So nimmt dich mit deiner Krankheit keiner ernst, nicht mal Jones. Ja, super.

«Hmm», unterbricht Jones diesen produktiven Gedankengang. «Hmm», sagt sie, «da bin ich aber beruhigt.»

Jetzt bin ich kurz dran mit fassungslosem Schweigen. Ich hatte mir dann doch irgendwie mehr erhofft. Ich weiß nicht, ob von Jones – oder meiner Depression. Mehr als «Hmm» zumindest.

«Du bist … beruhigt?»

Jetzt bekomme ich das mit der Kunstpause immerhin im Nachhinein noch hin. Falsche Stelle zwar, aber nicht so wild.

«Na ja», sie öffnet nebenher ein weiteres Bier, stürzt ihr erstes, nippt dann am zweiten bedächtig, bevor sie weiter ausholt.

«Also, dass es nicht dieses Verliebtsein-Ding ist. Da müsste ich dich enttäuschen, das mit uns würde nicht lange laufen.»

Sie grinst so ein kryptisches Halbgrinsen.

«Aber das mit den Depressionen – Mensch, Tobi, das ist mal richtig kacke. Hart kacke ist das. Tut mir leid.»

Wir stoßen an und schweigen.

«Seit wann weißt du's?»

«Nicht so lange. Ein paar Wochen jetzt. Vielleicht drei Monate. Also, offiziell.»

Sie lacht. Herzlich. Offen. Was ist daran lustig?

«Respekt. Ich weiß das von mir, glaube ich, seit ich 15 bin.»

Noch einmal darf ich überrumpelt still sein.

«Und bis heute hab ich das noch keinem gesagt. Du bist also ganz schön fix unterwegs, zumindest für mein Verständnis.»

«15? Alter, das ist ...»

«Mein halbes Leben. Jap.»

«Krass», sage ich. «Krass. Ich wusste gar nicht ...»

«Na, wie auch?»

Jones schiebt sich einen Klumpen Steak in den Mund, eine Strähne weht ihr unbeirrt vor die Augen. «Geht ja keinen was an. Und irgendwie ... ich weiß nicht. Ich komme mir dann immer so behindert vor. Weißt du, was ich meine? Ich will einfach nicht, dass ... keine Ahnung. Vielleicht, vielleicht hab ich da einfach Schiss vor.»

Und da ist sie, die Offenbarung ihres Lebens, ganz klein und unscheinbar, mit vollem Mund und zwischen Steaks und Ketchup und Bier hervorgesprudelt, unbemerkt von ihr selbst fast.

«Dir ist aber schon klar, dass ich das jetzt weiß, oder? Weil du mir das gesagt hast. Und ich das gehört habe. Und so.»

Ich trinke die Flasche aus, feixend, und versuche, mit den Augen zu lächeln. Dann wandert meine Hand in den Kasten neben mir, zieht eine neue hervor, und mein Feuerzeug schnappt den Kronkorken in hohem Bogen Richtung Jones.

«Na, ich finde, irgendwer sollte das einfach wissen», sagt sie platt. «Und ich dachte: wenn einer, dann Tobi.»

«Cool», sage ich.

«Na ja, *cool*, ich weiß nicht. Aber zumindest *irgendwie*.»

«Ich find's cool. Wir sind doch jetzt Depressionsbuddys.»

«Prost», schnalzt sie darauf.

«Prost», rufe ich, und das Ding ist durch. Mein Coming-out. Mit Fleisch und Bier.

Bis weit nach Sonnenuntergang sitzen wir dort, lassen uns

die letzte Wärme um die Füße wehen, vernichten fast einen ganzen Kasten Bier.

«Hast du das jemals hinterfragt?»

«Was genau?», murmelt Jones und stellt die was weiß ich wievielte Flasche unaufmerksam neben ihren Stuhl.

«Na, den Sinn – sagt man das so? Den Sinn dahinter?»

«Ob das für irgendwas gut ist?»

«Ach, Quatsch.»

Ich winke viel zu schwungvoll ab, als wolle ich ihre Antwort vertreiben wie eine Fliege, die mich nervt.

«Nein, ich meine: das Warum. Weiß man das bei dir?»

Jones lässt ihren Blick ein wenig ziellos durch die aufziehende Dunkelheit streifen. Die Lippen geschürzt, als säße da eine Antwort, die sich noch nicht so richtig traut.

«Ja – und nein», sagt sie dann. «Ich hab mich das nie wirklich gefragt, wenn ich ehrlich bin. Interessiert mich nicht. Also, nicht so dringend. Weißt du, wenn du mit 15 das erste Mal zum Therapeuten gekarrt wirst, der dir dann sagt, dass etwas nicht stimmt mit dir, nur weil du bist, wie du bist.»

Sie lacht in sich hinein wie eine gute Erinnerung, die sie durchstreift.

«Ich habe tatsächlich mal gefragt. Also, richtig gefragt. Und mein Therapeut», sie lacht schon wieder, so sonderbar süßlich und verträumt, «mein Therapeut hat gemeint, dass die Frage viel zu früh sei. Na ja, und dann …»

«Krass», sage ich.

«Ja, schon. Irgendwann war's dann auch egal für mich. Ändert ja nix.»

«Ändert nix?»

«Was weiß ich. Für manche ist das bestimmt hilfreich. Für mich, nee, das hab ich aufgegeben. Aber auf 'ne nette

Art aufgegeben. So wie man Kinder bei sich ausziehen lässt, weißte?»

Dann sind die letzten Reste Licht verschwunden. Was übrig ist vom Tag, wird lediglich durch Glut erhellt und durch kreischend lautes, so befreites Lachen.

Wir lachen erst, dann weinen wir ein wenig, über uns, über die Tatsache, dass irgendwie viel Welt scheiße ist und sich scheiße anfühlt und es gut ist, jemanden zu haben, der das kennt. Das Bier sagt, ich solle Cem anrufen, also rufe ich Cem an, Jones kichert im Hintergrund der Leitung, während ich trunken in mein Telefon brülle.

«Cem. Alter. Ich hab Depressionen. So richtig. Also, diagnostiziert und so.»

«Ja, krass», murmelt Cem irritiert. «Scheiße. Und was jetzt?»

«Jetzt hab ich dir das gesagt. Weil ich keine Lust mehr hab, da so 'n Geheimnis draus zu machen. Und weil ich, weil ich betrunken bin. Ha!»

Cem schweigt. Sehr lange.

«Danke», sagt er dann. «Ich finde das – klasse?»

«Das kannst du auch klasse finden, Alter. Ich schaff das. Ich mach diese Depression kaputt. Ganz alleine werd ich die kaputt machen. Und zwar so richtig. Hart kaputt mach ich die, die Depression.»

Dann falle ich hintenüber. Der Plastikstuhl ist meinem immensen Enthusiasmus und Alkoholpegel nicht gewachsen. Den Rest des Gespräches führt der Steinboden mit Cem, während Jones und ich vor Lachen kaum noch Luft bekommen.

Irgendwann, der Morgen ist fast greifbar, und meine Seele fühlt sich ausgeruht wie selten, liege ich neben Jones auf den

Steinen, eine Decke unter uns, die Blicke weit und fest in den Sternen verankert.

«Danke», sage ich noch. «Das war ein geiler Abend, den habe ich gebraucht.»

«Danke», murmelt Jones verträumt, bevor sie vollends einschläft. «Schön war's. Wirklich schön.»

Sommerschlaf

«Kann es denn nicht wenigstens regnen?», frage ich dieses «Draußen», das da vor meinem Fenster in Sonne zu ertrinken droht. Aber leider nie tut. Das wäre ja mal ein Anfang. Wenn die Außenwelt einfach aufhörte, mir so permanent entgegenzuexistieren, so betont sonnenscheinig gutgelaunt und bunt. Ich will mehr Kriege im Regen. Klingt furchtbar, wenn ich das so halblaut durch mein Bewusstsein treiben lasse, aber ich soll das mit dem Ehrlichsein ja mal versuchen, meint mein Therapeut. Zumindest zu mir selbst. Wenn ich also *ehrlich zu mir selbst* bin – habe ich Stimmungsschwankungen. Und wenn ich *ehrlich zu mir selbst* bin – will ich, dass die ganze Welt den Bach runtergeht. Damit die Welt sehen kann, wie das so ist, wenn es einem beschissen geht. Also – mir. Vor allem mir. Denn manchmal, habe ich das Gefühl, will die Welt das gar nicht verstehen. Die Welt interessiert das kein Stück. Und dafür soll sie halt brennen. Ganz normale Reaktion, finde ich. Den Selbsthass auch mal total gesund nach außen projizieren.

Dieses «Draußen», das hat schon vor langer Zeit aufgehört, sich wirklich um mich zu kümmern, wie es mir geht, ob es mir überhaupt irgendwie geht oder ob ich treibe, in diesem immerzähen Nichts, was andere die Tage nennen. Die Welt interessiert das alles nicht, habe ich erst befürchtet und dann irgendwann gewusst. Und warum auch?

Wenn ich weiterhin ganz *ehrlich zu mir selbst* bin – ich als Welt könnte auf einen wie mich, auf so einen lethargischen Emotionsverlierer, hervorragend verzichten. Vielleicht würde ich sogar applaudieren, wenn so einer den Mumm besäße, einfach mal abzutreten, bevor das Stück vorbei ist. Ich als Welt würde da im Theater vom Stuhl aufspringen und rufen: «Bravo! Bravo! So viel Mut, so ein beschissenes, konzeptloses Stück nicht bis zum Ende zu inszenieren. Wirklich große Kunst.»

Aber selbst das wäre ja eine Form von Interesse seitens der Welt. Und das gibt es nicht. Wenn ich jetzt und hier abträte, denke ich mir, das wäre der Welt mal gepflegt scheißegal. Ich würde die Welt damit verletzen wollen, ihr zeigen wollen, was sie alles verpasst. Aber der Welt, diesem seltsam-abstrakten Konstrukt, mit dem ich meist alle außer mir meine, der Welt würde das nicht im Geringsten auffallen. Das würde nur die treffen, die es nicht verdienen. Aber niemals die, die ich treffen wollen würde. Und das ist das Verzwickte an der Geschichte. Vorzeitige Enden bestrafen immer nur die Falschen.

Also was tun?, frage ich mich, drehe einen Kronkorken zwischen den Fingern, starre auf die Sonne da draußen, während ich der Welt den Tod wünsche. Anscheinend bin ich an einen Punkt gelangt, an dem das Verhältnis zwischen mir und dem ganzen «Draußen» vor meinem Fenster völlig festgefahren und verhärtet ist. Eine Frontlinie, gezogen aus Doppelglas im Rahmen, und die Verhandlungen sind endgültig gescheitert. Wir haben uns nichts mehr zu sagen, was wir nicht ohnehin voneinander wüssten oder hören wollten. Wäre die Welt meine Freundin, wir würden nur noch stumm nebeneinanderliegen und darauf hoffen, dass der andere einfach die Fresse hält. Gescheiterte Beziehungsroutine. Die ersten euphorischen Wochen sind rum – und man stellt fest, dass «Freunden von der Depression erzählen» nicht gleich «Depression los sein» bedeutet. Ein kleiner Teil von mir hatte da sehr große Wetten drauf laufen. Die Leichtigkeit von Veränderung hält dann aber doch nicht so lange, wie ich mir das vielleicht wünsche.

Es war nicht Mitleid, was mich in diesem magischen letzten Monat hat schweben lassen, sondern Interesse. Ich wurde nicht bedauert, nicht von Cem, Lene, erst recht nicht von Jones. Ich wurde gefragt. Gefragt wie dieses und jenes sei, wie sich das anfühle, dieses Nicht-Fühlen. Und verstanden wurde ich, im Nachhinein. «Ach! Ach so. Ja, jetzt verstehe ich so einiges.»

Goldene Sätze, vor allem von Cem.

Aber inzwischen hat mich die Schwerkraft wieder eingeholt, zurückgeschleudert auf den recht harten Boden der Tatsachen. Fragen und Verstehen sind verebbt. Es ist immer noch Sommer, und das gute Wetter verhöhnt mich, macht mich traurig, weil ich mich nicht überwinden kann rauszugehen. Traurig, weil ich das Gefühl habe, etwas zu verpassen. Traurig, weil man bei gutem Wetter doch rausgehen sollte und ich nicht kann, weil ich nicht will. Traurig, weil: immer noch Depression.

Also: *mehr Krieg!* Was für ein wunderbar egoistischer Gedanke, das kann man ja fast schon unter Selbstfürsorge laufen lassen.

Ob mein Therapeut da stolz drauf wäre – ich weiß nicht. Wenn es mir nicht besser geht, muss es dem Rest halt schlechter gehen. Normalität herstellen mit allen Mitteln.

Oder aber, man schnippt den Kronkorken gegen die Fensterscheibe und schaltet ab. Den ganzen Kontakt zu diesem «Draußen» schaltet man einfach ab. Fernseher aus, Gardinen zu. Ich bin für die Welt nicht mehr zu sprechen. Schließe die Frequenzen, wenn man so will.

Meine Hand fährt die Gardine entlang, lässt sie durch Berührung ein wenig schwingen, pendeln fast. Der grobe Stoff reibt an meinen Fingern, der helle Orangeton leuchtet, blendet beinahe. So gerne hätte ich jetzt blickdichte schwarze Gardinen, die würden die richtige Botschaft senden, ohne etwas hereinzulassen. So aber denkt mit etwas Pech noch wer, hier wäre jemand Positives in der Wohnung zu Hause, mit diesen scheiß lebensfrohen Vorhängen. Mann, ist mir das alles egal.

Egal.

Der Gedanke zieht mir die Beine weg. Macht mich unendlich schwer, drückt mich auf den Fußboden vor meiner Heizung, neben Sofa und Tisch, neben Spinnweben und Verteilerdosen drückt mich die Erkenntnis. Die Welt ist mir egal. Der Gedanke ist erstaunlich klar und beängstigend simpel. Sie ist mir nicht egal *geworden*, sie ist mir schlicht egal. Und die ganze Tiefe, die Ausmaße dieses Wortes *egal*, die Tragweite erschließen sich nur in Ansätzen.

Stunde um Stunde sitze ich da, halb versunken in meiner Heizung, und lasse das Leben über mich ergehen. Meine Augen finden keinen Fokus, stehen leer und weit, nur Deckenweiß und Nichts. Ich bin einen Schritt zurückgetreten, hinter mich selbst. Der Verstand sitzt einsam hinter meine Augen gekauert, schaut nach draußen, schaut auf den Körper, in dem er wohnt, auf die Hände und Füße, die an unsichtbaren Fäden hängen müssen, so bewusst scheint jede Bewegung. Da ist nichts Intuitives, Automatisches. Es ist, als müsste ich meinen Körper steuern. Mit Hebeln und Knöpfen. So unverbunden. Der Verstand, der die Emotionen in mir sieht, die durch meinen Körper pulsieren, rauschen, die Angst und die Ablehnung, das Gegenteil von Hoffnung und Mut. All das sieht der Verstand wie auf einem Messgerät. Aber es erreicht ihn nicht.

Betrifft ihn nicht. Ich sitze in meinem eigenen Körper und kann mir dabei zusehen, wie ich ganz langsam jegliche Verbindung zu mir zu verlieren scheine, kann mir zusehen dabei, wie Emotionen in mir sind und ich gleichzeitig nichts fühle von alledem. Schmerzmittelmoment. Das abgehackte Bein sehen, den blutigen Stumpf dort, wo eigentlich Bein sein sollte, wissen, dass da Schmerz sein muss – aber nichts davon spüren können.

Ich empfange nicht mehr. Ich sende nur noch. Ich traue mich nicht, aufzustehen, aus Angst, die Fäden zu ziehen an meinen Marionettenbeinen. Das klingelnde Telefon in meiner Tasche vermag mich zu faszinieren, aber ich spüre keinen Drang ranzugehen. Faszination für das Objekt, nicht den Sinn dahinter. Immer munterer und lauter klingelt es, und ich kann nicht rangehen. Das ist kein Nicht-Wollen mehr. Ans Telefon zu gehen hat seinen Sinn verloren. Menschen haben ihren Sinn verloren. Das fühlt mein Körper, so handelt er. Und nur der Verstand läuft aufgeregt im Schädel hin und her und schreit. Denn er versteht nicht, was da gerade geschieht, wie mir alles so egal sein kann.

Leer. Eine bewohnte Hülle. Einsiedlerkrebsverstand, der es nicht über sich bringt, aus dem Körper zu kriechen. Ich atme tief.

Und dann, urplötzlich, ist der stundenlange Moment vorüber. Unvermittelt werde ich zurückgezogen, werde in mich zurückgezogen, mein Ich prallt hart gegen den Körper, alles schnappt zurück in die Ausgangsposition. Empfindung übersteuert. Als wäre ich in Lebendigkeit und Körpergefühl hineingestolpert.

Krasse Scheiße, denke ich, als sich meine Beine wieder nach meinen Beinen anfühlen und sich zutrauen aufzustehen. Verwirrt laufen meine Blicke an jedem einzelnen Finger entlang, die jetzt wieder von selbst greifen könnten, wenn ich etwas greifen wollte. Ich müsste nicht mehr umständlich an Fäden ziehen, um sie zu krümmen.

Das Wort *Ganzkörperprothese* schießt durch meinen Kopf und verfängt sich. *Schönes Wort*, denke ich, *trifft es irgendwie*. Darauf schlängele ich mich an den verpassten Anrufen und den Kurznachrichten vorbei zu Facebook.

Ganzkörperprothese tippen meine Finger wie selbstverständlich in das kleine Statusfenster, welches ich nicht mit Vorhängen verdecken muss. *Ganzkörperprothese getragen*, teile ich der Welt via Facebook mit. Und lasse es damit gut sein. Ich scrolle nicht durch die üblichen Nachrichten, einfach, weil mich der ewige Mist nicht juckt. Irgendwer ist in einer Beziehung mit irgendwem, die ganz schön kompliziert ist, und der Rest hat chronisch Erfolg oder was auch immer. Interessiert mich nicht. Will ich alles nicht lesen, denke ich und schlendere dann ins Arbeitszimmer, um auch dort die Vorhänge zuzuziehen.

So frisch und euphorisch manche Menschen morgens die Vorhänge beiseitereißen, so voller Elan reiße ich sie zu. Ganz so, als wollte ich der Stadt und allen, die es angeht, aus tiefstem Herzen zurufen, dass sie sich ficken gehen können. Das konsequent gefühlte Gegenstück des Morgengrußes. Unfassbar befreiend. Ein monumentaler Mittelfinger in den Tag hinein. Die Welt auszusperren scheint mir ein passabler Weg, mit ihr klarzukommen.

Kurz nachschauen, ob die Welt da draußen schon auf das Wort *Ganzkörperprothese* reagiert hat. Sie hat, sagt Facebook.

Nur fünf Minuten habe ich das Internet allein gelassen, vor nur fünf Minuten habe ich irgendeine Worthülse, die meinen Zustand nicht einmal annähernd beschreibt, in die Welt hinausgeschoben, und schon meint alles «Draußen» mir da irgendwas zu sagen zu können. Ich hingegen meine, mir das alles nicht anhören zu müssen. Ich sende nur. Ich empfange nicht mehr. Ich habe genug Meinungen und Aussagen von allem und jedem, das reicht für ein Leben. Oder zwei. Ich krieche wieder ins Wohnzimmer. Ein dumpfes Licht wabert hier, orange und grau scheint das zu sein, schlägt von außen gegen die Fensterscheibe, ganz furchtbar laut und wuchtig. Wie ausgerissen hängt das Licht auf meinem Tisch fest, kleine helle Ränder schneiden das Holz entzwei.

«Na?», fragen meine Antidepressiva vom Tisch zu mir herüber.

Ich ignoriere das gekonnt, schließlich können Tabletten nicht sprechen. Außerdem stehen die nur hier bei mir zu Hause rum, um meinen Therapeuten ruhigzustellen. Ich sollte über Antidepressiva nachdenken, hat er gesagt. Habe ich gemacht. Ich sollte sie mir verschreiben lassen, hat er gesagt. Habe ich gemacht. Von *nehmen* allerdings – war bisher nicht die Rede. Selbstbetrug. Ich Champion.

«Na?», fragen die Tabletten noch einmal. «Was geht?»

«Tabletten können nicht sprechen», sage ich.

«Ach, das wussten wir nicht.»

«Ja, schon okay. Kann ja mal passieren.»

Wir schweigen betreten, die Tabletten und ich.

«Du, hör mal, wegen dem Wetter ...»

«Des Wetters.»

«Wat?»

«Wegen DES Wetters. Genitiv. Nicht Dativ.»

Die Tabletten, die scheinbar weder die Fresse halten noch 'nen Genitiv bilden können, schweigen mich an. Ich nutze die Pause, schlurfe in die Küche, finde unter Geschirrbergen ein fast frisches Glas Orangensaft, schlurfe damit zurück ins Wohnzimmer, schaue ratlos umher und frage mich, ob das so ein Moment ist, in dem man sich hinsetzt.

«Es ist», sagen die Tabletten. Scheinbar können sie Gedanken lesen. Ich setze mich.

«Hört mal, wenn ihr meine Gedanken lesen könnt – müssen wir diese Unterhaltung dann wirklich führen? Irgendwie ist mir eher so nach … nichts.»

«Aber sicher müssen wir die führen. Selbst ausgesprochen ist die noch nicht laut genug, du Wurst.»

Wir starren uns lange an. Was problematisch ist, weil ich gar nicht weiß, wo ich den Tabletten hinstarren soll. Die stehen so unschuldig in ihrer Packung auf dem Tisch rum. Aber ich kann die Blicke der Tabletten fühlen. Arschlöcher, allesamt. Nippe ich also betont kühl am Orangensaft und lasse mir nicht anmerken, dass der wohl schon 'ne ganze Weile nicht mehr wirklich gut ist. Echt erstaunlich, mit wie viel Liebe zum Detail ich meine inneren Konflikte durchspiele. Fehlt nicht mehr viel, und ich inszeniere die Zwiegespräche mit mir selbst als Musical. Mit prachtvollen Kostümen. Elefanten. Und Jonglage-Clowns.

«Du musst nur aufpassen, dass dein Kopf nicht das Starlight Express Theater Bochum wird», sagen die Tabletten. «Die spielen zum einen seit 98 immer nur dasselbe Stück. Aber vor allem wegen Bochum.»

«Ist gut, ich pass auf», grummle ich schmucklos in meine Phantasie hinein, treibe die Elefanten zusammen und stelle den Orangensaft auf den Tisch. Da kann der bis zum Herbst erst mal stehen bleiben. Mein Kopf sinkt tief in die Sofakissen. Ich verharre im Augenblick unter den wachsamen Augen der Medikamente, die mich nicht wirklich interessieren. Sie stehen da wie ein echt beschissenes Weihnachtsgeschenk, ein kratzender Pullover mit tanzenden Liebesbärchen darauf, einer, den man weder ironisch tragen noch umtauschen kann. Der liegt auch nur deshalb im Schrank rum, weil einen das schlechte Gewissen davon abhält, ihn wegzuschmeißen oder zurückzugeben. Der einzige Unterschied ist scheinbar die Tatsache, dass ich keinen Schrank habe, wo die Tabletten reinkönnten. Ich bin etwas unorganisiert, da muss der Tisch erst mal reichen. Immerhin fragt mich keiner, ob ich denn schon schön mit den Tabletten gespielt hätte oder was meine Freunde zu dem ultracoolen Bärchenpulli sagen würden. Gut, mein Therapeut könnte fragen. Aber man muss ja nicht über alles reden.

«Außerdem kann ich das alleine», sage ich sehr überzeugt und sehr ohne Anlass zu der Packung auf dem Tisch.

«Was kannst du alleine?», fragen die Tabletten.

«Alles. Klarkommen. Und so. Ich kann das. Ich hab einfach keine Lust, euch da irgendwie mitspielen zu lassen. Wenn ich jetzt zulasse, dass ihr mir helft – was bleibt dann noch? Das ist doch wohl die ultimative Absage an den Gedanken, vielleicht irgendwas auf dieser Welt geregelt zu bekommen. Ich kann das. Klar, vielleicht ist das so ein Ich-beweise-mir-das-selbst-Ding, aber ich hab mir selber diesen Bärchenpulli geschenkt, quasi, und dann kann ich auch sagen: Nee, ist jetzt doch nicht das Richtige, ich lass das mal. Und das kann ich wirklich guten Gewissens tun, ohne dass ich mich beschissen fühlen müsste.»

«Ja, klar, was immer du sagst», murmeln die Tabletten gleichgültig.

«Ja, ist so», ranze ich hinterher. «Ich hab keine Angst. Ich hab einfach keinen Bock auf euch. Weil Antidepressiva voll überflüssig sind.»

Sie schweigen betrübt. Ermüdet.

«Echt jetzt», setze ich nach. Aber keine Reaktion mehr von der Packung auf dem Tisch. Die Tabletten haben anscheinend begriffen, dass sie ungeliebt und überflüssig sind.

Super, denke ich. Jetzt hast du es geschafft. Jetzt hast du deine Antidepressiva tatsächlich depressiv gemacht.

Risiken oder Nebenwirkungen?

«Depressionen? Die Nebenwirkungen von Antidepressiva sind ... Depressionen? Das kommt mir jetzt nicht sonderlich durchdacht vor, muss ich zugeben.»

Graue Blätterschatten wehen über Bauernkaro und Parkett, und mein Kaffee taumelt der Außentemperatur entgegen, seit ich vor einer Stunde beschlossen habe, den Beipackzettel mal kurz zu überfliegen.

Meine Antidepressiva schweigen ertappt. Ganz unschuldig unscheinbar lümmelt sich die kleine Packung da auf meinem Wohnzimmertisch in der aufgehenden Herbstsonne.

Zeit geht schnell rum, wenn man Depressionen hat. Sommer zum Beispiel. Einmal kurz aufs Sofa gesetzt, Gardinen zugezogen, weil das schöne Wetter nervt – schon ist auf einmal Herbst. Ich weiß das, weil morgen mein Geburtstag ist. Früher habe ich die Monate davor immer genossen. Im Sonnenschein im Park sitzen, grillen, das Gras riechen, Sommer schlicht genießen. Diesen Sommer allerdings, die letzten drei Monate, habe ich mich hinter meinen Gardinen versteckt. Weil ich sein wollte wie der Rest, der draußen im Sonnenschein lebt und sich nicht vergräbt und die Einsamkeit sucht. Weil ich all das so dringend sein wollte – und es nicht hinbekommen habe. So habe ich das Haus nur zum Einkaufen verlassen, alle Auftritte abgesagt, von den letzten Reserven Miete gezahlt. Drei Monate schweigend Antidepressiva auf dem Tisch angestarrt. Weil mich Menschen überfordern, anstrengen, durch ihre Unbeschwertheit an die eigenen Gewichte in mir selbst erinnern. Mich traurig machen und selbst hassen lassen, weil ich all das nicht kann, weil es einen Moment des Aufstehens, des Aufraffens entfernt liegt und ebendieser Moment weiter entfernt ist als der Gedanke an den eigenen Tod.

«Ah, erhöhtes Suizidrisiko auch. Prächtig.»

Keine Ahnung, wem ich das sage. Vielleicht rede ich wirklich mit meinen Tabletten, um da ein freundschaftliches Verhältnis aufzubauen. Ich habe die lange als den Feind gesehen. Ich wollte keine Pillen nehmen, damit es mir besser geht. Ich wollte das alleine können. Aus eigener Kraft. Doch wenn ein Sommer auf der Couch an einem vorbeifliegt und man mehr als einmal mit dem Gedanken spielt, das Fenster aufzureißen, aber nicht unbedingt die Intention hat, frische Luft zu schnappen – dann wird auch einem Skeptiker wie mir klar, dass es jetzt vielleicht mal vorbei ist mit dieser Illusion der eigenen Kraft. Dass angesagt ist, zu akzeptieren, dass es Tiefen gibt, aus denen ich nicht alleine zurück ans Tageslicht klettern kann.

«Herr Katze. Ich rate Ihnen ganz, ganz dringend dazu, es jetzt endlich mal mit Antidepressiva zu versuchen», hat mein Therapeut gesagt. Seit dem Sommer. Immer wieder. «Das ist jetzt definitiv angesagt.»

«Cool, dann liege ich ja voll im Trend.»

«Sie wissen, was ich meine.»

«Ja, aber so klingt es erträglicher.»

«Und mit dem Alkohol ist dann auch Schluss. Wir haben darüber gesprochen. Mehrmals.»

«Und ich habe Ihnen nie zugehört. Ich weiß. Alkohol, blabla, schlecht, blabla, Problemlösungsstrategie, blabla, Suchtgefahr. Mal ernsthaft – würden Sie sich da zuhören?»

«Ja. Aber ich weiß auch, dass ich recht habe.»

So sind sie, die Therapeuten. Immer einen flotten Spruch auf Lager. Zugegeben, ich sehe ein, dass sich nicht alle Probleme wegsaufen lassen. Das ist nicht unbedingt ein Zeichen von Intelligenz, sondern schlichtweg ein Erfahrungswert. Ich habe das ein paar Jahre versucht – und wenn ich ehrlich bin, also wirklich richtig ehrlich, so ganz superehrlich, dann ließe sich schon sagen, dass ich Alkohol jetzt nicht unbedingt *in Maßen* konsumiert habe – meine Probleme aber tendenziell *nicht weniger* wurden, sondern eher dazu neigten, sich zu vermehren. Da braucht es keinen IQ von 160, um einen Zusammenhang festzustellen. Was es viel eher braucht, ist eine gewisse Form der Ehrlichkeit. Sich selbst gegenüber. Und da war und bin ich echt scheiße drin.

Ich habe es geliebt, dieses beruhigende Summen im Kopf nach ein paar Bier, wenn alles an Farbe und Kraft zu gewinnen schien, wenn das Bier mich aus mir selbst herausschubste in die Arme fremder Menschen. Mich mutig machte und alles weniger unerträglich. Da war ich Explosion und Ruhe zu gleichen Teilen, stolperte in das Leben vor meiner Tür, traute mich, mich umzuschauen, in dem festen Glauben, dass etwas auf mich warten würde in diesem farbverliebten Treiben, an dem ich sonst nie teilnahm. Die Gedanken ließen sich ertränken, beruhigen, diese Gedanken, dass ich kein Teil von irgendetwas wäre, und auch ich selbst schien mir weniger schlimm in diesen Momenten, liebenswerter, besser. Manchmal landete ich dann in irgendeiner Bar an irgendeinem Tisch neben irgendeiner Frau, mit der ich am nächsten Morgen erwachte mit dem furchtbar schlechten Gewissen, den ersten Schritt gemacht zu haben, sie zu verletzen, da ich ihr den Himmel und mein Herz versprach, wenn ich denn nur mal ihre Titten sehen dürfe.

Wir stellen also fest: Alkohol und ich sind gute Freunde, die gemeinsam Leid und Zerstörung hinterlassen. *Morden, Brandschatzen, High five.* Und diesen guten Freund gilt es nun hinter mir zu lassen, ein Kapitel zuzuschlagen. Und gerade das macht es so unglaublich schwierig. Ich soll einen Teil meiner Person zurücklassen, damit es mir besser geht, soll einen zentralen Punkt in mir aufgeben. Ich war immer der lustige Tobi mit dem Bier in der Hand.

Vom Vorwurf der Alkoholabhängigkeit möchte ich mich im Übrigen stark distanzieren.

Ich hätte jederzeit mit dem Saufen aufhören können.

Aber mal Spaß beiseite.

Dieser saufende Tobi darf ich nicht mehr sein, sagen Therapeut und Beipackzettel, damit ich wieder ich selbst sein kann. Alkohol und Tabletten vertragen sich nicht, das weiß jedes Kind. Aber vertrage *ich* mich mit Alkohol? Soll ich ehrlich sein, dann müsste ich «nein» sagen. Aber will ich ehrlich sein? Das ist eine der Fragen, die ich mir selbst mal ehrlich beantworten sollte. Ehrlichkeit. Dieses Wort. Auch so ein teilnahmslos dastehendes Monument. Ähnlich wie *Normalität* ist *Ehrlichkeit* auch etwas, nach dem ich strebe – und vor dem ich Angst habe. Ich war so unehrlich zu mir, dass ich mein Leben lieber betäubte, als mich dem zu stellen.

Für die einen ist das «ein bisschen ausrasten». Volles Risiko und darüber hinaus. Besoffen Auto fahren, an den Bahngleisen rumhängen, wildfremder Streit in wildfremden Städten, mit Händen und Fäusten streiten, allein gegen zwei oder mehr, Hauptsache spüren, auch wenn es Schläge sind, Hauptsache fühlen, auch wenn es Adrenalin ist nach dem fast gerammten Lieferwagen auf der linken Spur, Hauptsache lebendig sein. Und so lebendig kann man nur sein, wenn man das Leben nicht anschnallt. Ganz bewusst unbewusst nicht anschnallt, dieses Leben, und alles in Kauf nimmt, da es doch nie geschieht.

«Suizid auf Raten» ist das für die anderen. Immer ein kleines Stückchen weiter, immer schlecht sein zu sich, damit man sich gut fühlt. Den Mut aufbringen, sich mutig zu fühlen. Das kann Alkohol. Er kann mich befreien vom Denken an Konsequenz, so wunderbar betäuben und mich schön sein lassen, auch wenn ich mich immer hässlich fühlte. Ein trinkbares «Scheiß drauf», ich höre nichts, sehe nichts und will alles. Scheiß drauf.

Wie oft habe ich an meiner Lieblingsbrücke im Hafenviertel gestanden, durchrauscht von diesem Glück in grünen Flaschen, und mich gefragt, was wohl sei, wenn ich einen Schritt weiter ginge. Was sei, wenn ich mich einfach entschiede, auf die Brüstung zu steigen und endlich mal den Mut zu finden, einen Schritt nach vorn zu machen, was dann wohl sei. Und der Alkohol flüsterte meinen Gefühlen kryptisch zu, zwischen Angst und Traurigkeit und Mut war alles dabei, und dann stand ich da und weinte unsichtbar. Nur ein nächtlicher Spaziergänger, der die Aussicht genießt. Nur der Tobi eben mit seinem Bier, der einfach dasteht und noch mal kurz aufs Wasser schaut. Das ist alles.

Und diesen Tobi aufzugeben, diesen Tobi, der sich selbst so oft aufgeben wollte, den aufzugeben fällt mir schwer.

Wie war noch mal die Frage? Ob ich mich mit Alkohol vertrage?

Ich kann ihn nicht handhaben, nicht umgehen mit der Macht, die er verleiht. Zu verlockend, zu leicht.

Das ist eine Erkenntnis, für die man schon mal ein paar Jahre brauchen kann. Und so wandert ohne viel weiteres

Überlegen und Gehader die erste dieser kleinen weißen, unscheinbaren Pillen in meinen Mund. Ich schlucke. Betrachte den Herbst vor dem Fenster, den kalten Kaffee auf meinem Tisch. Nichts.

«Was sind das denn für beschissene Tabletten, die nicht sofort wirken? Ich warte da jetzt drauf.»

Und mit diesem Gedanken lege ich mich ins Bett.

Es ist 11 Uhr morgens, Herbst. Und ich nehme Antidepressiva.

...

...

...

Drei Minuten schon.

Ich nehme jetzt seit drei Minuten Antidepressiva. Irgendwie hatte ich gehofft, dass sich mein Leben inzwischen radikal geändert hätte. Aber: nichts. Das ist eigentlich das Schlimmste an dieser ganzen Nummer: Da ringst du dich einen ganzen Sommer lang durch, dein Leben ändern zu wollen – und dann hat es nicht *sofort* Erfolg.

Eines meiner größeren Probleme neben der Depression scheint zu sein, Dinge nur sequenziell angehen zu können. Ich habe ein Medikament genommen. Jetzt kann ich nichts anderes tun, als zu warten, bis es wirkt. Und nicht mehr trinken. Der Gedanke ist so plötzlich da, wie ich mir die Wirkung dieser Tabletten gewünscht hätte. Nicht mehr trinken. Beziehungsweise denke ich natürlich nicht in so wertenden Vokabeln. Ich denke ganz genau: Ich habe Lust auf ein Bier. Jetzt richtig schön in einer warmen Ecke mit Holztisch Bier trinken. Da vergeht die Zeit wunderbar schnell. Aber ich darf ja kein Bier mehr trinken. Beziehungsweise soll ich kein Bier mehr trinken. Ich will kein Bier mehr trinken.

An der Stelle muss ich über meine eigenen Gedanken laut kichern.

Ich will zumindest kein Bier mehr trinken wollen.

Darum kreisen die Gedanken dann segelfliegergleich den ganzen Tag, den ich im Bett verbringe, und nie geht ihnen der Aufwind aus, bis in den Abend nicht.

Der Tag im Bett geht zu Ende, nichts wirkt hier, immer nur: denken an Bier und wollen und dürfen. Anstrengend ist das, so ein Dialog mit sich selbst, der eigentlich schon vor Stunden ein Ergebnis hervorgebracht hat. Aber vielleicht lässt sich daran irgendwas ändern, wenn dieser Dialog nur oft genug auf exakt die gleiche Art und Weise wiederholt wird, immer mit mir selbst diesen einen Satz hin und her werfen, dass ich kein Bier mehr trinken wollen sollte, damit sich darin vielleicht irgendwann eine Schwachstelle entdecken lässt. Lässt sich aber natürlich nicht.

Das sind Stimmen, die ich zu gern mit Alkohol leise drehen würde, leiser, nur ein kleines bisschen, aber diesen Knopf habe ich mir selbst abmontiert, und ich könnte mich hassen dafür, jetzt und hier.

Also versuche ich, das Gefühl wegzuschlafen. Einfach die Augen schließen und nicht an die Dinge denken, die da kreisen. Den ganzen Tag habe ich meinen Gedanken bei diesen Spiralen zugesehen, und jetzt will ich müde sein davon, ermüdet, das lächerlich finden und so endlich zur Ruhe kommen, den Kopf ausmisten für vernünftige Gedanken, die zur Abwechslung einmal nichts mit Alkohol und Wut und Tod und Fenstern und Brücken und einem verschwendeten Sommer zu tun haben. Aber all das gelingt mir nicht, und wie soll es das auch? Ich weiß doch, dass ohnehin bald, irgendwann bald, ganz bestimmt all diese Gedanken aus ihren Trudelspiralen ausbrechen und abstürzen werden. Ein glorreicher Moment, wenn ihnen allen gleichzeitig die Aufwinde brechen und sie dahin fallen, wo sie hingehören, ins Nichts. Dahin darf diese lebensschwere Gedankenscheiße meinetwegen schreiend und brennend abstürzen, einfach ins Nichts aus mir heraus. Da sie nicht mehr zu *mir* gehören soll. Warum also die Gedanken jetzt noch fortschieben, warum diese Mühe, wenn es die Medikamente ohnehin bald für mich erledigen? Diese Gedanken müssen jetzt da sein, damit ich ihnen beim Untergang zusehen kann, genussvoll und glücklich.

Und mit solchen Perspektiven im Kopf sollte ein Mensch doch eigentlich einschlafen können. Aber nicht ich, und so liege ich in meiner kleinen Höhle aus Bettlaken, neben mir noch der Kaffee von heute Morgen, draußen der Herbst, der bleiben wird, und ich. Ich denke an das Karomuster und Blätterschatten und dass mir das alles so unglaublich lang vorkommt, obgleich es nur zwölf Stunden sind, die ich in meinem Bett liege. Die Zeit, sie vergeht wirklich wundersam schnell, wenn man die Vorhänge zuzieht und daran denkt, dass es einem bald ganz bestimmt besser gehen könnte. Wenn man denn nur wollte.

Die Zeit tickt in mir weiter, während ich wollen will.

Ich nehme jetzt seit zwölf Stunden und vier Minuten Antidepressiva. Nichts ist bahnbrechend anders. Nur eine neue Angst, das alles nicht zu schaffen. Meine Zehen krallen sich langsam, zaghaft unaufhaltsam in mein Bettlaken, fast als wollten sie festhalten an Vertrautem. Alles höre ich ticken in mir, höre das Leben arbeiten und die Angst fröhlich wachsen.

Schaffe ich das? Bin ich stark genug, wirklich etwas zu ändern? Wo ich zu schwach bin, das ohne Medikamente zu versuchen?

Das sind doch mal wundervolle Gedanken, um einen Geburtstag zu begehen. Schwarzes Konfetti.

Nee, denke ich. Einfach nur: Nee.

Und dann, wunderleicht, vielleicht aus Trotz, gebe ich der Rastlosigkeit nach. Schwebe hoch aus meinem Bett, in neue Klamotten und vor die Tür wie in einer einzigen flüssigen Bewegung.

Gleich ist Geburtstag, sagt der Verstand bestimmt. *Den wirst du nicht im Bett verbringen.*

Mein Herz hat nichts dagegen.

Alle meine Freunde

Meine Füße springen über letzte Treppenhausstufen. Tür auf, raus. Kühle Nacht liegt entspannt auf meiner Straße, registriert mich kaum, berührt mich kaum. Die letzten Minuten vor meinem Geburtstag sind dieses Jahr wohl der Unwirklichkeit verpflichtet. Das fühlt sich alles nicht echt an, nicht ganz Realität, dieser Wechsel von drinnen nach draußen. Ich habe das lange nicht mehr getan, fällt mir auf. Können noch nicht die Medikamente sein, das weiß ich. Vielleicht ist es mein Geburtstag, der jetzt schon Dinge tut mit mir. Auch wenn der erst in ein paar Minuten wirklich anbricht, es fühlt sich jetzt schon an wie … nicht wie ein Neubeginn. Ein Wiederaufnehmen. Ein altes Hobby. Besser vermag mein Kopf das nicht zu greifen, während er durch die kühle Nacht getragen wird.

Zwischendurch frage ich meine Füße, wohin die Reise geht, doch sie sind stumm, tappen nur vorwärts im Ticken der Zeit, in altbekannte Richtungen, und bald kann ich ahnen, wohin es mich trägt: Kneipe, wo sich meine Lebenslinie mit so vielen kreuzt. Die *Blume*, wo immer jemand ist und wartet, gemütlich und warm und Bier, auch wenn ich keines wollen will. Und ich will nicht. Ich will nur nicht alleine sein in diesem Moment, in dem mein Leben sich doch bestimmt bald grundlegend ändert. Da sollen mir schön alle meine Freunde bei zugucken, wie sich alles von selbst ändert durch diese Tabletten, die ich schon seit zwölf Stunden nehme. Freunde sind gut in solchen Momenten, gerade, wenn die Zehen und der Rest klammern und sich selbst und alles, was daran hängt, nicht loslassen wollen. Man braucht Freunde.

Völlig banale Erkenntnis eigentlich, aber ich tendiere dazu, so was zu vergessen. Klar braucht man Freunde, man braucht eine Herde, ein Rudel, mit dem man mitziehen kann, was einen selbst mitzieht, wenn die Bäume kahl werden und es Zeit wird.

«Danke, Füße», murmele ich in Richtung Straße, und meine Füße stottern kurz auf dem Asphalt, legen noch drei weite Schritte als Schatten in den Laternenschein, und ich bin da.

Kneipe, meine Kneipe, die *Blume*, mein Heimathafen. Ich laufe ein, und wieder schweben die vertrauten Bedienungsköpfe umher, an denen mein Verstand sich festhält, wenn es zu viele Menschen gibt. Doch heute ist es leerer und stiller, heute bin ich ohne Jones hier, heute ist nur der Rest da, nur Jungs für Tischfußball und Bier. Ohne Bier.

Blickkontakte, Grinsen, Hände heben sich, winken mich in ihre Richtung. Ich muss keine Entscheidung fällen, nur einfach der Wärme folgen, an den Tisch.

«Na?»

Unmerklich rückt Christoph seine dunklen Augenbrauen ein Stück weiter unter den Schirm seiner Mütze, hebt die Augen kaum vom Tisch. Sein Mund und Bart grinsen dünn ohne bestimmtes Ziel.

«Wie is?»

Ich schweige. Was sage ich darauf? Dass ich den Sommer scheinbar in 'nem anderen Universum verbracht habe, ist hier wohl nicht so wirklich aufgefallen.

«Joa, muss», antworte ich also. Ist vielleicht auch nicht die beste Begrüßung, zu sagen, dass man gerade versucht, die eigenen Suizidgedanken mit Antidepressiva in den Griff zu bekommen. So eine Info bietet sich dann doch eher für konkretere Nachfragen nach dem eigenen Wohlbefinden an.

«Und bei euch?»

«Mhhh», murmeln Jan und Flippo fast gleichzeitig in unbestimmte Blickrichtungen hinein.

«Cool», sage ich, denn etwas anderes bleibt mir schlichtweg nicht übrig, damit sich diese Unterhaltung nicht gleich vor 'nen Zug wirft. Meine Uhr sagt mir, dass ich in vier Minuten Geburtstag habe. Mein Verstand sagt mir, dass es sich wesentlich länger anfühlen wird. Meret sagt mir gar nichts und stellt kommentarfrei ein Bier vor mir ab. Ein seltsames Schweigen umhüllt uns, irgendwo zwischen peinlich berührt und Verständnis und irgendetwas Drittem, was aber in meinem eigenen Erstaunen untergeht. Bier.

«Du, danke. Aber ... kann ich 'n alkoholfreies haben?»

Worte können wie Faustschläge sein. Meret erwische ich offensichtlich völlig kalt, ganze Zentimeter taumelt sie zurück und rudert mit den Augenbrauen, um die Contenance zu halten. Dass dabei nur ihr Bild von mir lautlos klirrend zu Bruch geht, scheint ein Wunder.

«Äh?»

Mein Finger fährt auf meine Lippen. Jan, Flippo und Christoph scheinen im Lärm ihrer eigenen Trunkenheit nichts mitbekommen zu haben.

«Pssst! Erzähl's nicht weiter, okay?»

«Äh?»

«Tu einfach so, als sei alles wie immer. Keiner muss je davon erfahren.»

«Ähh ... okay?»

Meret schluckt. Ein erstes Lächeln kriecht aus der Dunkelheit auf ihr Gesicht. Dann nickt sie unsicher und greift behutsam nach dem unberührten Bier.

«Danke», murmle ich ihr tonlos hinterher.

«War was?», lallt Christoph, frisch aus dem Koma erwacht.

Irgendwann muss das ja raus. Auch wenn mich irgendetwas bremst. Nur ein Gefühl.

«Also …», sage ich, «also, puh. Wie sage ich das jetzt? Also …»

Jan hebt ebenfalls den Kopf und versucht verzweifelt, mich mit seinem Blick zu fixieren.

«Also, na ja, das ist schwierig zu erklären. Es gibt …» – mir fehlen ein wenig die Worte. Wie beschreibe ich das? Bei Lene, Jones und Cem war es einfach. Da bauten sich die Worte fast wie von selbst zusammen zu Sätzen, die mich öffneten. Aber wie öffne ich mich dem ganzen Rest? Wie kann ich meinen anderen Freunden beibringen, dass ich Depressionen habe und dass ich Medikamente nehmen soll, die mir das Bier verbieten? Und dass ich eigentlich auch nicht mehr trinken *will*, weil dieses Biertrinken eigentlich, wenn ich darüber nachdenke, echt scheiße ist für mich.

Wie erkläre ich meinen Freunden, die hier mit mir sitzen, dass ich eben nicht mehr der betrunkene Tobi sein will, sondern nur noch Tobi, weil mir der Alkohol nicht guttut? Weil ich, jetzt mal Karten auf'n Tisch, ernsthaft abgefuckt süchtig bin danach. Weil ich ab sofort jeden Morgen Tabletten einwerfe, die mir die Sprunggedanken aus dem Kopf vertreiben sollen. Wie bringt man so was schonend bei? Wie bringe *ich* das schonend bei? Wie öffne ich Menschen wie Christoph, Jan und Flippo, denen all das furchtbar fremd und seltsam erscheinen muss, ein kleines Fenster zu dem, was da seit Jahren in mir eiskalt brennt?

«Also, es gibt …»

Scheiß drauf, denke ich, *fang klein an. Fang mit außen an, mit der Oberfläche. Dem Sichtbaren. Das verstehen die.*

«Also, ich glaub, ich hab's etwas übertrieben in letzter Zeit. Ich, also, das ist keine große Sache oder so, aber ...»

Wie sehr man sich doch winden kann, wird einem ja immer erst bewusst, wenn auf einmal der Platz dafür vorne und hinten nicht mehr ausreicht. Der verbliebene Raum für einen letzten Atemzug.

«Ich trink jetzt 'ne Zeit kein Bier mehr.»

Jan starrt mich unentwegt an. Christoph schlägt mir anerkennend auf die Schulter.

«Geil, Alter. Willst'n Bier?»

Noch bevor mir all die Fassungslosigkeit aus dem Gesicht fallen kann, schlägt die Digitaluhr mit surrenden Schlägen zwölf. Meret fliegt herbei, neben ihr gleitet mein alkoholfreies Bier geräuschlos an den Tisch. Und während sie mich umarmt und «Alles Gute zum Geburtstag!» in mein Ohr flüstert, habe ich den ersten Schluck davon getrunken, und es schmeckt anders. Dünner, schwächer, nicht ganz echt. Die Kopie einer Kopie, so wie ich selbst noch eine bin derzeit.

«Danke», lächle ich an ihre Wange, während ich das Alkoholfreie absetze, «danke», und dann verschwindet sie aus meinem Sichtfeld, zart subtil und lautlos, wie sie kam.

Zurück bleibt ein Ich, ein Jahr älter.

Will ich noch mal ansetzen, begreiflich machen, dass ich nicht mehr trinken will, wirklich nicht mehr trinken will und dabei vielleicht meine Freunde ganz gut gebrauchen könnte? Will ich das echt?

«Was war'n mit dem Umarmen hier los?», fragt Flippo abwesend. «War irgendwas?»

Und noch bevor sich auch nur ein Moment unangenehmer Stille über uns legen kann, platze ich euphorisch «Ich hab

Geburtstag!» hervor. Ich rüste mich für verlegene Jubel-schreie, «Fuck, wie konnten wir das vergessen?» und «Wir haben 'ne Überraschungsparty organisiert». Aber nach ein paar Sekunden mit zugekniffenen Augen zerfasert meine Hoffnung auf irgendwas dergleichen. Man schweigt.

«Cool», sagt Christoph dann in die aufgeblühte Stille hin-ein, zögert, bevor er stockend nachsetzt: «Ich ... geb dir 'n Bier aus.»

Erkenntnis, sagt man ja, sei der erste Schritt auf dem Weg zur Besserung. Es fällt wie ein ganzes Portemonnaie voller Gro-schen, so wuchtig und laut und unverkennbar dumpf auf den Holzboden meines Bewusstseins.

«Sozialkontakte, die Ihnen schaden, die Ihnen nicht auf Augenhöhe begegnen, die Ihnen Energie rauben, weil die Waage von Geben und Nehmen nicht stimmt – die sollten Sie lösen», sagte mein Therapeut einmal.

«Also die Beziehungen zu diesen Menschen radikal been-den?», wollte ich wissen.

«Beziehungen beruhen auf Gegenseitigkeit. *Ihre* Kontakte aber sind einseitig», war es aus ihm herausgeplatzt, ganz unvermittelt harsch. «*Sie* sind mit Menschen befreundet – die nicht mit *Ihnen* befreundet sind.»

Und jetzt weiß ich endlich, was er damit meinte.

Ich sollte nicht hier sein. Sollte nicht an diesem Tisch sitzen mit diesen Menschen, die ich anscheinend nur im Vollrausch meine Freunde nennen kann, mit denen mir nichts gemein ist, kein Thema, keine Emotion, verbunden nur durch kühles, starkes Bier. Wir saufen zusammen, vielejedealle Tage, und die Zeit, die wir damit gemeinsam verbringen, lässt es einen irgendwann mit Freundschaft verwechseln. Aber nicht jede

Bekanntschaft muss eine Freundschaft sein. Geht ja auch gar nicht, wird mir klar. Wie soll das gehen?

«Deine Freunde sind grad nicht hier», massiert mein vibrierendes Telefon in meinen Oberschenkel, als sich Anruf um Anruf anstapelt, von Cem und Lene und Jones, was mir klar ist, ohne hinzuschauen. Warum bin ich nicht bei denen? Warum bin ich hier, wo ich nicht sein sollte? In meinem Leben und in diesem Augenblick – genau hier, wo zu sein sich schlicht nicht lohnt?

Also nicke ich zu dem netten Angebot von Bier, sage: «Ein andermal, sehr gern», und erhebe mich. Ich muss weiter. Nicht weg, nur weiter. Meine Hand findet die von Christoph, die von Jan, von Flippo, schlägt ein, kurze, unbekümmerte Umarmungen überall. «Bis die Tage», ruft man mir nach.

Und mit einem diffusen Gefühl zwischen erleichterter Enttäuschung und klarer Perspektive trete ich nach draußen, heraus aus der *Blume*, in die kühle Nacht eines Tages, welcher allem Anschein nach nun wirklich mein Geburtstag ist.

Ein Junge aus Kuchen

«Danke, Mutter, aber ich trinke keinen Alkohol mehr.»

«Das ist nur Sekt.»

Alkohol und Sekt sind für meine Mutter zwei grundverschiedene Dinge. So wie Kirmes und Pakistan. Nur dass da noch weniger Gemeinsamkeiten bestehen.

«Ach, na dann», sage ich also, weil es völlig sinnlos ist, mit meinen Eltern über so was zu diskutieren.

«Mutter, warum muss am Geburtstag Sekt getrunken werden?»

«Junge, ich versteh die Frage nicht.»

Kann man sich sparen oder, wie ich, schenken, so man denn Geburtstag hat.

Schweren Herzens gieße ich also den Sekt in die Topfpflanze neben mir. Wer ein kleines Land regiert und relativ neu ist in dem Geschäft und sich wundert, wie man einen Staatsakt möglichst pompös inszenieren sollte, darf gerne meine Mutter fragen. Wie sie das schafft, nur mit einem Kuchen, Kerzen, einer Tischdecke und ihrem Gesicht der ganzen Sache eine derartige Feierlichkeit zu verleihen, als hätte ihr Sohn gerade noch im Mutterleib den zweiten Doktortitel errungen – irre.

Am Geburtstag wird Sekt getrunken, da gibt es keine Ausnahmen, wo kämen wir sonst hin? Und Kuchen gegessen, und es ist nur *wirklich* Kuchen, wenn Sahne drauf ist. Alles andere ist schnödes Gebäck mit Komplexen. Und immer mit der ganzen Familie, auch wenn du Cholera hast oder schon tot bist – meine Mutter macht da keine Ausnahmen wegen solcher

Wehwehchen, um Punkt drei Uhr hast du am Tisch zu sitzen und Kuchen zu essen. Der muss schließlich weg und wurde überhaupt sowieso nur für *dich* gebacken. Genau wie der Sekt. Also, nicht gebacken. Gewinzt. Oder wie auch immer man das sagt. Auf jeden Fall nur für *dich*, scheißegal. Auch wenn du der Bauarbeiter von gegenüber bist, nur für *dich*, und wenn du nicht frisst und säufst, war all die harte Arbeit umsonst. Und dann ist meine Mutter ganz traurig. Mutter-Schuldgefühle-Light mit Zucker und Sprit. Mindestens haltbar bis zu deinem Lebensende. Auch geöffnet.

«Kuchen?», fragt meine Mutter, und das klingt verdächtig nach Fangfrage. Ich zögere. Ihre Lachfalten lungern breit und ehrlich unter diesem langen grauschwarzen Haar, aber dennoch.

«Junge, lass es einfach geschehen», flüstert mein Vater durch den Vollbart, während er über das Parkett knarzend noch eine Batterie Sekt heranschleppt. Meine Schwestern sitzen gardinenumweht im Unklaren, unter anderem darüber, ob sie lachen oder sich doch lieber fürchten sollen. Fridas ewig gleiche, wundersam glatte Haare fallen verspielt und widerspenstig die Sommersprossen bis zur Schulter entlang, damit ihre nervösen Hände etwas zu tun haben. Julie zwirbelt mit geschlossenen Augen eine rote Strähne. Ich verfluche mich innerlich, nicht einen Tag später mit dem Saufen aufgehört zu haben. Da ließe sich die Situation deutlich mit entschärfen.

«Mann, Kuchen, ich nehm direkt mal zwei Stücke», brülle ich mechanisch, da ich ja schon heimlich den Sekt weggekippt habe. Nicht, dass mich irgendwann nach meinem Ableben eine karmische Schuld einholt, weil ich an meinem neunundzwanzigsten Geburtstag zwar ein Stück Kuchen, aber nicht den obligatorischen Sekt konsumiert habe. Hoffe, dass sich das irgendwie ausgleicht. Andererseits wird heute was passieren, was diese beschissene Karmarechnung aber mal so was von auf null zurücksetzen wird. Ich werde ihnen sagen, dass ich Depressionen habe. Keine Ahnung, ob sich Eltern jemals richtig von so einem Schicksalsschlag erholen können.

Ein Kind mit Depressionen. Das ist angeblich viel schlimmer, als selbst Depressionen zu haben, weil man nicht weiß, wann man sich darüber lustig machen darf. Außerdem wird das höchstwahrscheinlich die Was-haben-wir-nur-falsch-gemacht?-Maschine in Gang setzen, welche die nächsten Jahre in jede Diskussion um/über/mit dem Kind reingrätscht und dann so lange laut ratternd im Weg rumsteht, bis alle heulen. So was ist schwer auszuhalten, wenn man gerade keinen starken Alkohol zur Hand hat.

Ich beginne zu zweifeln, ob ich den Zeitpunkt geschickt gewählt habe. Aber irgendwie fand ich meinen Geburtstag ganz passend. Denn: Egal, wie schlimm es wird – auf jeden Fall ist Kuchen da. Es sind die kleinen Dinge, die dich zu einem guten Sohn machen. Auch wenn du Depressionen hast. Was vernünftige Kinder nicht haben.

Der war doch immer so glücklich früher. Hat ganz viel gelacht, früher, und jetzt auf einmal Depressionen? Gibt's doch nicht. Was haben wir nur falsch gemacht?

Andere Eltern denken so. Meine bestimmt nicht.

Trotzdem kriecht mehr und mehr Panik hoch in mir, die ich liebend gern mit einem Sekt herunterspülen würde.

«Ich bräuchte vielleicht *noch* ein Stück Kuchen», verkünde ich, und langsam, aber sicher wandern erste Blicke meiner Schwestern an mir hoch.

«Scheiße, bist du schwul und willst das heute beichten?»,

fragen diese Blicke. Eventuell auch nur: «Bist du wahnsinnig?»

Ich mache große Augen und ziehe entschuldigend alles an
Augenbrauen hoch, was ich so dabeihabe, und starre entmu-
tigt auf den Kuchen.

Du kannst jetzt hier sitzen und weiterfressen, denke ich
mir, aber irgendwann wird der Kuchen alle sein, und wenn
du bis dahin nicht alles vollkotzt, wirst du spätestens *dann*
dein Maul aufmachen müssen. Also komm schon, es sind nur
Eltern, die müssen dich doch lieben. Warum hast du da so
eine Angst vor?

«Ich muss euch was sagen.»

Zuerst fegt Stille durch die hohen Altbauräume, eine Druckwelle aus zögerndem Schweigen, eine, die entsteht, wenn
irgendwo ein kleines, persönliches Universum explodiert.

Dann völlig, aber auch wirklich *völlig* synchron heben Mutter und Vater ihre angegrauten Köpfe, meine große Schwester
schließt die Augen resigniert, und meine kleine Schwester
schiebt mir ihre Hand auf den Unterarm, ganz leicht, ganz
leicht sagt die zerbrechliche Hand: «Ich bin da. Und ich werde
dich lieben. Egal, mit wem du Sex haben möchtest.»

Ist das erste Mal, dass mir tatsächlich alle zuhören, wird
mir klar, absolut ungeteilte Aufmerksamkeit, und das gerade
genau dann, wenn ich das nun gar nicht gebrauchen kann.
In diesem Moment wäre es mir wirklich lieber, wenn mein
Geständnis im allgemeinen Brummen der sonst immer an
mir Vorbeisprechenden unterginge, aber natürlich nicht
heute. Warum ich das überhaupt *gestehen* muss und nicht
schlicht und einfach *sagen* kann, ist mir ein Rätsel, welches
sich bestimmt schnell lösen ließe, aber auch das – schenke ich
mir.

Ausgetrocknet räuspere ich mich. Mann, ich würde töten für eine Flasche Sekt. Oder zwei. Mit Jones und Bier und Steaks war das irgendwie leichter. Kurz spiele ich mit dem Gedanken, noch ein Stück Kuchen zu ordern, nur um karmamäßig auf der *ganz* sicheren Seite zu sein, aber mein Mund spricht schon längst, ohne dass ich ihn noch aufhalten könnte.

«Also. Mutter. Vater.»

Majestätisches Nicken.

«Ich gehe seit einiger Zeit zu einem Therapeuten. Einem *Psycho*therapeuten. Nein, das ist was anderes als Physio. Psycho. Weil ich Depressionen habe.»

Die Druckwelle erreicht den Tisch. Stille. Der berühmte Lichtblitz, Sekunden bevor der Himmel über Nagasaki das Donnern in die Welt spie und die Welt taub zurückließ.

Meine Mutter wird unspektakulär zu Stein.

Mein Vater begutachtet voller Liebe seinen Kuchenteller und schenkt der Welt nach dreißig sehr langen Sekunden ein schnittiges «Hm».

Aus den Augenwinkeln sehe ich meine Schwestern enttäuscht ihre mentalen Regenbogenflaggen wieder einwickeln, die dann gegen hilflos geschürzte Lippen eingetauscht werden.

Komm, pfeif drauf, denke ich mir, sicher ist sicher, und nehme noch ein Stück Kuchen. Meine Mutter schaut auf. Der Mund zuckt unsicher, und ihre Lachfalten sind plötzlich wieder da, wenn auch nur einseitig.

«Depressionen», sagt sie. «Junge. Ich bin auch manchmal traurig. Aber ich mache da keine große Sache drum.»

«Nee, es geht nicht ums Traurigsein», will ich ansetzen, aber mein Vater unterbricht: «Ich glaube, ich weiß, was los ist. Der Junge hat einfach ein bisschen Angst, was er nach seinem Studium machen soll. Hatte ich auch.»

«Ich studiere seit Jahren nicht mehr», will ich noch einwerfen, aber Tatsachen lenken wohl nur vom Thema ab. Die Erklärungsorgie beginnt. Alles greift nach Erklärungsansätzen, wenn das Gesagte nicht stimmen kann, weil da auf dem eigenen Erfahrungshorizont kein Platz für ist.

«Wenn du Geld brauchst, sag doch einfach was», meint meine Mutter. «Du weißt, dass wir dich immer unterstützen. Und nur weil deine Schwester schwanger ist, lieben wir dich doch nicht weniger.»

«Also ist tatsächlich jemand schwanger hier. Ich war mir nicht sicher, ob ich das richtig mitbekommen hatte.»

«Natürlich. Aber wirklich, Junge, wir lieben dich, auch wenn du nie Kinder bekommst.»

«Aber es geht doch gar nicht um Kinder.»

«Du fühlst dich hintenangestellt und nicht ernst genommen. Weil du kein Kind bekommst und keinen richtigen Job hast. Aber das ändert sich. Glaub mir. Da jetzt den Kopf in den Sand zu stecken und sich einzureden, man sei traurig, das hilft nicht», sagt mein Vater.

Langsam, aber ganz, ganz sicher fängt eine Ader in meinem Hals an zu pulsieren. Ein Bier. Und dann alle umbringen. Das wäre jetzt schön. Aber: Contenance. Es ist keine Absicht. Nur Panik. Ich atme tief ein, tief aus, meine Eltern quasseln weiter dummes Zeug durch meine rauschenden Ohren hindurch, und ich lege alle Ruhe und Kraft, die ich gerade noch aufbringen kann, in einen einzigen Satz.

«Liebe Eltern, ich habe Depressionen, das ist kein simples Traurigsein oder ein Ruf nach Aufmerksamkeit, sondern schlicht eine Krankheit und vor allem eine Tatsache, mit der wir hier jetzt alle mal klarkommen müssen.»

Es wird still am Esstisch. Schon irre, wie erwachsen ich

geworden bin, seit ich von meinen Depressionen weiß. Ist schon was dran, innere Kinder verändern dich, wenn du selbst erst mal welche hast. Oder dich zumindest mit ihnen beschäftigst. Es ist tatsächlich aber das erste Mal, dass ich hier im Elternhaus das Ruder in die Hand nehme. Gut, gibt nicht viel zu steuern, wir treiben so oder so auf 'nen klaffenden Abgrund zu, aber tut ganz gut, nur so fürs Gefühl.

«Aber du warst doch so ein glückliches Kind …», stammelt meine Mutter. «Immer so fröhlich.»

Ich wähne mich in einer dieser Zeugenaussagen, wenn dein Nachbar auf einmal durchtiltet und fünfzehn Leute über den Haufen ballert. «Immer ein so netter Herr. Ganz freundlich. So einer? Das hätte ich ja nie von ihm gedacht.»

Genau SO ist das gerade. Man ist erstaunt über die Tatsache, dass ich Depressionen habe, weil ich die früher *nicht* hatte.

«Also, was du sagen willst, ist: Du bist traurig?»

«Ach Vaddern. Nein. Ich bin nicht traurig. Also, ja, schon, aber nicht so, wie du dir das vorstellst.»

«Wie denn?»

«Na, nicht so – offensichtlich. Mehr so drinnen.»

«Also bist du traurig.»

«Nein, irgendwie bin ich gar nix. Das fühlt sich leer an.»

«Und was sagt dein Therapeut dazu?»

«Dass das Depressionen sind.»

«Und hat der Ahnung? Hat der selber welche?»

«Kein Plan, ob der welche hat. Spielt das 'ne Rolle?»

«Na ja, was weiß ich. Diese Psychologen sind doch alles Hexenmeister. Woher soll der wissen, wie sich Depressionen anfühlen, wenn der selber keine hat? Oder hat der welche?»

«Nein, der hat ein Diplom. Und 'ne Brille.»

«Warum gehst du überhaupt zum Psychologen?»

«Na, weil ich Depressionen hab.»

«Ich dachte, das hat dein Therapeut erst festgestellt.»

«Na dann, weil ich dachte, ich hätte Depressionen.»

«Das hat der dir nur eingeredet.»

«Eigentlich versucht er sogar, mir die auszureden.»

«Und klappt das?»

«Geht so. Wird aber.»

«Ja, ist doch super. Dann ist für mich alles geklärt.»

Mein Vater lehnt sich lächelnd zurück.

Ich schiebe meinen verschmierten Kuchenteller von mir weg, um der Versuchung zu widerstehen, noch ein Stück zu nehmen.

«Wie, das ist alles geklärt jetzt für dich?»

«Na, für mich ist das in Ordnung, hab ich beschlossen.»

«Das ist aber lieb. Hab ich deinen Segen oder was?»

«Nein, so war das nicht gemeint, Junge.»

«Wie denn?»

«Na, also, mit dem Therapeuten. Wenn du unbedingt Depressionen haben musst.»

«Ist jetzt nicht, als hätte ich da 'ne Wahl, oder?»

Mein Vater atmet kurz tief und sanft ein. Meine Mutter verfolgt das Gespräch nur noch mit den Augen, der Rest scheint handlungsunfähig. «Du warst doch immer so ein fröhliches Kind», murmelt sie zwischendurch, dann ist Vater wieder an der Reihe.

«Also, wenn ich mal schlechte Laune hab – dann geh ich raus und mach was Schönes. Da geht's mir gleich viel besser. Oder ich denke an Katzenbabys. Das ist auch immer gut.»

Verwundert starre ich meinen Vater an. Zweifle kurz an seinem Verstand, gewähre ihm dann aber diesen einen Freischuss. Den hat jeder verdient.

«Vater. Es ist nicht damit getan, aufzustehen und an was Schönes zu denken. So funktioniert das nicht bei mir.»

«Aber wieso? Klappt bei mir doch auch.»

«Weil ich anders bin als du. Weil ich anders bin als viele Menschen.»

«Bist du sicher, dass du das richtig versucht hast? So ganz ernsthaft?»

«Ja.»

«Hmm. Also bei mir hilft das.»

«Aber bei mir nicht. Ich kann gar nicht aufstehen. Ich kann das manchmal sogar gar nicht wollen. Kannste dir das vorstellen? Ich lieg dann im Bett und finde mich scheiße, weil ich nicht aufstehen kann, und deshalb finde ich mich scheiße, und dann kann ich deswegen nicht aufstehen und finde mich dadurch noch beschissener. Das Spiel kann ich den ganzen Tag betreiben, wenn mir nix Besseres einfällt. Verstehste das?»

«Wenn ich ehrlich bin – nicht so wirklich.»

Ich überlege. Mein Herz pocht. Meine Schwestern sitzen stumm da und betrachten die Szenerie wie einen Verkehrsunfall.

«Also», sage ich und atme ganz tief ein, bevor ich einen letzten Versuch starte.

«Stell dir mal einen Rollstuhlfahrer vor, querschnittsgelähmt oder so was. Der kann auch nicht einfach aufstehen und rumlaufen, nur weil andere das können, oder?»

Auch mein Vater schaltet einen Gang zurück.

«Aber möchtest du dich wirklich mit einem Querschnittsgelähmten vergleichen? Ich meine, der hat ja was, also, was Richtiges. Der KANN wirklich nicht aufstehen.»

«Und weil das bei mir vom Kopf kommt, ist das nichts *Richtiges*?»

«Der hat ja 'ne Querschnittslähmung. Also, ich meine, der könnte nicht, auch wenn der wollte.»

Meine Augen suchen die meines Vaters. Sie wollen händeringend verstehen, und es wirkt furchtbar hilflos. Macht keinen Spaß, Eltern so zu sehen.

«Und ich, ich hab 'ne Wollen-Lähmung. Ich bin manchmal einfach nicht in der Lage, ganz wirklich aufstehen zu *wollen*. Auch wenn ich das natürlich will, genau wie der Rollstuhlfahrer, aber uns beiden fehlt etwas dafür. Dem einen Kontrolle über seine Beine, dem anderen Kontrolle über sein Wollen. Und fürs Aufstehen – da brauchst du beides. Verstehst du?»

Er zögert. Langsam, fast unmerklich, wandert seine Hand zu der meiner Mutter. Er versucht ein schiefes Grinsen in ihre Richtung, als wolle er sagen: «Witzig, wa? Voll verrückt, was es so gibt.»

«Aber ist das wirklich so schlimm, dass du dann überhaupt nichts machen kannst?», fragt meine Mutter verunsichert. Sie ist von den Toten erwacht und drückt die Hand meines Vaters, während ihre Züge ganz viel Stein verlieren und ich sie zum ersten Mal seit Jahren wirklich als das erkenne, was sie ist: meine Mutter, die sich Sorgen macht.

Ich versuche ein Lachen.

«Manche können nicht nur nicht aufstehen. Die können nicht mal mehr leben. Weil sie sich fragen: Warum eigentlich? Wo ist der Sinn? Macht das irgendeinen Unterschied?»

Unsicher gleiten ihre Blicke hin und her, quer über den Tisch, zwischen Kuchen, Sektgläsern und Tellern hindurch. Ein Labyrinth aus Normalität, über dem wir alle schweben und es verwundert von oben betrachten.

«Aber so schlimm ist das bei mir nicht. Ich find mich ‹nur›

scheiße und nicht liebenswert.» Den ganzen anderen Gedan-
kensturm erwähne ich lieber nicht.

«Hm», sagt meine große Schwester. «Aber du weißt schon,
dass wir dich alle lieben, oder?»

«Ja», sage ich. «Aber ich weiß beim besten Willen manchmal nicht, warum.»

Und dann kullert meiner kleinen Schwester Julie eine Träne
aus den Augen. Hell und wunderschön, rinnt einsam ihre
Wange herab, springt und schlägt mit dumpfem Klopfen auf
den Tisch. Ihre Hand zerquetscht fast meine, und ich rücke
näher zu ihr, lege langsam sanft meinen Arm um sie. Ganz
fest umschlossen. Wie eine Erinnerung an etwas, was früher
mal war, liegt sie an meiner Schulter und schaut stumm über
den Tisch hinweg. Ich bin ein großer Bruder. Nach so vielen
Jahren einfach mal wieder ein großer, starker Bruder.

«Hey», sage ich.

«Hey», sagt sie.

«Ich bin nur verrückt», feixe ich. «Kein Grund, hier gleich
den Verstand zu verlieren.»

Remis

Ich habe beschlossen, dass es mir jetzt besser geht.

«Aha», sagt meine Depression und legt sich noch mal hin.

Zwei Monate Antidepressiva – und meine Depression ist immer noch ein vorlautes Arschloch, das sich aber jetzt inzwischen wenigstens vernünftig artikulieren kann. Was den Herbst nicht besser macht.

Zwei Stunden nach dem Beschluss, dass es von nun an bergauf zu gehen hat, starte ich einen neuen Versuch, wuchte die Bettdecke Stück für Stück von mir, aus dem Bett, Richtung Wäschehaufen.

«Wirklich, es geht mir jetzt besser. Ich nehme Medikamente und so.»

«Aha», sagt die Depression noch einmal, streckt müde den Arm Richtung Bettdecke, um mit Erschrecken festzustellen, dass die zu weit weg liegt, und gibt frustriert auf. Man muss so eine Krankheit nur gegen sich selbst ausspielen, dann ist das mit dem Gesundwerden gar kein Problem mehr. Triumphierend wandert meine Hand auf den Nachttisch und tastet nach den Antidepressiva.

«Die hast du gestern früh im Badezimmer stehenlassen», informiert mich meine Depression lakonisch.

«Remis», sage ich.

«Was?», fragt die Depression.

«Unentschieden.»

«Du bist ein ganz schönes Arschloch», sagt die Depression.

«Du auch», meine ich, und dann liegen wir beide nebeneinander im Bett, als hätten wir gerade sehr schlechten Sex miteinander gehabt, peinlich berührt und sprachlos, weil keiner den riesigen Elefanten thematisieren will, der da dusselig im Raum rumsteht und sich metaphorisch am Arsch kratzt. Wie auch immer ein Elefant das tun soll.

Die Sonne ist ein ganzes Stück gewandert, hinter den ergrauten Himmel, meine Wohnung liegt still eingefasst in einer scheinbar ausgestorbenen Straße. Jeder normale Mensch ist jetzt arbeiten. Würde ich auch gerne.

Krass, dass du so was mal denkst, sage ich zu mir selbst. Arbeiten wollen. Diese Depression macht dich echt fertig, Junge. Was ist nur aus dir geworden?

Aber es ist was dran. Ich will wirklich. Ich will irgendetwas tun. Ein erstaunliches Gefühl, wenn ich so darüber nachdenke. Ich habe schon lange nichts mehr wirklich gewollt. Und jetzt, jetzt will ich auf einmal wieder was. Warum es aber ausgerechnet arbeiten sein muss? Kann ich nicht was anderes wollen? Muss es gleich so produktiv sein?

«Schaffste eh nicht!», grätscht mir die Depression in die Gedanken. «Weil du 'ne Lusche bist!»

Zieh dich warm an, Depression, denke ich. Sobald ich es schaffe aufzustehen, zeig ich dir, wie krass motiviert ich bin. Da guckste dich aber um.

«Ja, mach du mal», murmelt es daraufhin aus mir hoch, und ich beschließe, dass «Decke anstarren» vorerst das neue «Aktivsein» ist, bis ich in der Lage bin, verantwortungsvolle Entscheidungen zu treffen, die meiner Depression keine Umstände bereiten.

«Wäre *Kaffee trinken* vielleicht ein Ziel, mit dem du dich anfreunden könntest?», frage ich, und die Depression nickt nach kurzem Zögern gönnerhaft.

«Wenn du das schaffst – selbstverständlich. Setz es auf die Liste der Dinge, die du versuchen darfst.»

«Du darfst mal versuchen, mich am Arsch zu lecken», murmle ich in mich hinein und tippe «Kaffee trinken» in mein Handy, um eine offizielle Liste der Dinge zu eröffnen, die ich schaffen kann.

Kaffee trinken steht da. Mehr nicht.

«Bisschen dürftig», finde ich, «aber immerhin ein Anfang.»

Kleine Ziele. Wenn ich die erreiche – kann ich vielleicht weiterschauen. Man darf so einer Depression nur keine Angst einjagen, indem man sich zu viel auf einmal vornimmt. Direkt «*arbeiten*» wollen kann für so eine Depression ein ganz schön einschüchterndes Ziel sein. Letztlich sind eben auch geistige Arschlocherkrankungen recht zarte Pflänzchen, die man nicht überfordern darf.

Während ich einen frappierenden Mangel an trinkbarem Kaffee feststelle, kommt mir ein guter Gedanke. Und setze «Kaffee kochen» auf die magische Liste kühner Unternehmungen, von welchen ich noch meinen Kindern berichten werde, so ich mich jemals dazu aufraffen kann, welche zu zeugen.

Alles der Reihe nach, sage ich mir. Über das mit den Kindern denken wir nach, wenn wir den Kaffee gepackt haben, sonst kriegt die Depression Panik. Deal?

Deal!

Aufstehen, füge ich hinzu. Das wächst sich ja langsam zu einer richtigen To-do-Liste aus.

Ich setze direkt noch: *To-do-Liste mit Sachen schreiben, die ich schaffen kann* hinterher – und hake den Punkt sofort ab.

So fühlen sich also Erfolgserlebnisse an.

Gerne würde ich behaupten, dass das übertrieben sei – aber

das ist es nicht. Ich habe mich selbst so mürbe gezweifelt, dass jede Kleinigkeit wie ein Erfolg scheint. Vielleicht muss das so laufen: Zufallen auf einen Nullpunkt. Aufschlagen. Und von dort an in kleinen Schritten alles wieder aufbauen, was ich in mühevollster Kleinarbeit lange Jahre lang zu Staub zerlitten habe. Wenn allein der Entschluss, mal zu schauen, was ich eigentlich überhaupt noch schaffen kann, schon eine echte Errungenschaft ist – scheiße, ist das traurig. Aber ebenso auch derart abwegig, dass ich nicht anders kann, als zu lachen. Meine Mundwinkel spannen, und ich kichere, während ich im Bett liege und gerade noch zweifelte. Und nun zweifle ich nur noch an meiner geistigen Verfassung, aber nicht mehr an mir selbst. Ich lache, ganz leise, ganz für mich, über diese blöde Liste und den Gedanken daran, wie ich nach außen wirken muss, wie das wohl aussieht: Ein Typ im Bett, und der nimmt sich vor, sich was vorzunehmen. Heißer Shit. Hab ich geschafft.

Solche Leute, die für alles eine Liste anlegen, die halten nur den Betrieb auf, weil die eigentlich nicht arbeiten wollen, sagt ein Allgemeinplatz-Arschloch in mir, so eines, das nur sich selbst als Maßstab nimmt.

Ich kann gerade noch nicht mit Kritik umgehen, aber für das gute Gefühl tippe ich: *Entwaffnende Antwort auf destruktiven Kommentar einfallen lassen* ebenfalls auf die Liste in mein Telefon, wenn auch nach ganz unten. Dann kann mein Blick wieder nach oben wandern zu den wichtigen Punkten.

Der große Kram, der riesig große Kram, den ich mir ohnehin nicht zutraue, der versauert unten auf der Liste. Unten auf der Liste ist hinten im Kopf. Das hat hier vorne keinen Platz und muss noch gar nicht diskutiert oder hinterfragt werden. Du planst ja an deinem zehnten Geburtstag auch nicht die eigene Beerdigung. Und wenn doch – sagt das eigentlich nur, dass du nicht mehr viel vorzuhaben scheinst bis dahin.

Ich aber habe eine ganze Menge vor bis zu der schnippischen Antwort auf diesen ignoranten Ihr-haltet-nur-den-Betrieb-auf-Allgemeinplatz-Unsinn. Nämlich aufstehen, Kaffee kochen *und* Kaffee trinken.

Eigentlich auch fast genug für einen Tag. Das war zumindest bisher so. Aufgaben haben in meinem Kopf immer ein Gewicht. Ja, auch Kaffee trinken ist eine Aufgabe. Keine besonders schwierige, gebe ich zu, aber auch die erfordert einen Willen, und wenn ich sie in *kochen* und *trinken* aufsplittre, wirkt sie viel, viel schaffbarer. So wie ich von außen betrachtet viel, viel bescheuerter wirken muss in diesem Moment. Aber die Teilung, die Teilung, die bringt's irgendwie.

Geteilte Aufgabe ist halbe Aufgabe. Vorher aber: aufstehen. Da scheitert es fast schon wieder. Aus dem Nichts springt Lethargie seitlich in mein Sichtfeld. Mit dem Ellenbogen zuerst.

«Woran hakt es?», frage ich unbestimmt in den Raum hinein, hinweg über die Bettdecke und den Wäschehaufen. Ich habe *wirklich* nur vor aufzustehen, von irgendetwas anderem, was danach kommen könnte, ist in meinem Kopf doch gar nicht die Rede. Wenn es so etwas gäbe, Kaffee kochen und Kaffee trinken zum Beispiel, rein hypothetisch, dann wäre das jetzt noch nicht wirklich relevant für mich. Eine Aufgabe nach der anderen, liebe Depression. Nur aufstehen. Der Rest kommt später.

«Ich will mich danach aber wieder hinlegen», quengelt die Depression.

«Okay. Ist nur fair. Setz ich auch auf die Liste.»

Meine Depression zögert misstrauisch.

«Okay», sagt sie dann langsam. «Okay.»

Ich setze *Hinlegen* auf die Liste. Ganz unten hin. Habe nie gesagt, an welcher Position *liegen* stehen wird. Aber anscheinend ist das egal. Das muss so ein Gleichgewichtsding sein, denn sobald ich meiner Depression versichert habe, dass wir auch nach ihren Regeln spielen und ich mich später ganz sicher wieder hinlegen werde – verliert mein Aufstehen an Gewicht.

«Ach, so ist das. Ich muss das ausgleichen oder wie?», frage ich.

«Keine Ahnung, wie du tickst. Kann sein. Mir egal.»

Und so hake ich *Aufstehen* ab. Irre. Meine Füße wandern fast beschwingt durch die Müllberglandschaft meiner Wohnung hin zur Küche, meine Hände greifen Kaffeelöffel und Pulver, schaufeln es in den Filter, Wasser, fertig. Check, abhaken. Kaffee *gekocht*. Ich Gewinnertyp. Nach *Liste machen* und *Aufstehen* sind damit schon drei Sachen erledigt heute, ein richtig produktiver Tag, und das, noch *bevor* ich den ersten Kaffee *überhaupt getrunken* habe.

Nach dem ersten Kaffee habe ich schon *vier* Sachen erledigt. Check. Die Flut an Produktivität ist kaum auszuhalten. Langsam wird das unheimlich. Ich muss nicht denken. Vielleicht ist das der Trick. Wer nicht denkt, denkt auch nicht ans Scheitern und Versagen. Wer nicht denken muss, kann auch nichts kaputtdenken und Berge auftürmen, wo keine sein sollten.

Mein ganzes Erdreich, mit dem ich immer wieder simple Dinge zu ganzen Gebirgen aufschütten konnte, die niemals erklimmbar waren – das ist alles nur Gedankenschutt von ganz, ganz unten. Gefördert und abgebaut zu dem Zweck, die allerkleinsten Hürden zu wunderschönsten Bergen zu formen. Und all das, all das fällt weg, wenn ich Punkt für Punkt,

Schritt für Schritt vor mich hin lebe, ohne ständig irgendeinen Plan parat haben zu müssen, Schritt für Schritt für Schritt. Nicht alle Hindernisse auf einmal sehen. Immer nur eines. Und ein einzelnes Hindernis zu überwinden – ist nicht schwer. Es ist die erdrückende Last aller Hindernisse der Welt auf einmal, die mir vieles unmöglich macht. Machte.

Mein Herz braucht Auslauf. Es klopft kurz an, lässt mich den Kaffee beiseitestellen und zuhören. Es zieht mich zurück ins Wohnzimmer. Mein Körper scheint irgendwas zu suchen, was der Kopf noch nicht weiß. Er bewegt sich vor, zurück und wieder vor, irritiert tasten meine Hände fahrig durch die Wohnzimmerluft, wollen ständig irgendetwas greifen aus Regalen, vor denen ich stehe. Ich hüpfe von einem Bein aufs andere, an unsichtbaren Gummibändern hin und her gezogen durch den ganzen Raum.

Sollte mich je irgendwer auffordern, Unentschlossenheit zu tanzen – ich wäre vorbereitet.

Mein Verstand lehnt sich gemütlich zurück und schaut dem Körper zu bei dem, was er da tut. «Jau, mach du mal, Körper», sagt er dann. «Wenn du Lust hast, mal wieder was mit mir gemeinsam zu unternehmen – sag einfach Bescheid.»

«Alles klar», sagt der Körper da und zuckt noch ein paar Minuten ziellos durch meine Wohnung, bis auch er sich eingestehen muss, nicht wirklich zu wissen, was er da gerade tut.

«Ich will dieses ... äh.»

Er wirbelt die Arme gummiartig durch die Luft.

«Weißte. So. Das will ich.»

«Explosion?», rate ich irritiert.

«Nein. Hier, Mensch, wie heißt das denn noch mal? Das, wo die Arme so ... verstehste?»

«Nein.»

Manchmal fällt es mir schwer, die richtigen Worte zu finden. Auch, wenn Gespräche in meinem Kopf stattfinden. Das ist tierisch nervig, wenn ich selbst nicht weiß, was ich mir jetzt gerade sagen will. Mein Therapeut meint immer, dass man auf die eigenen Bedürfnisse hören soll. Will ich ja. Aber meine eigenen Bedürfnisse würden sich auch von einem Sack Zement an die Wand labern lassen. Da ist nicht viel mit Zuhören, wenn die rhetorisch auf dem Niveau eines verwirrten Zweitklässlers daherbrabbeln. Wie man seinen Bedürfnissen beibringt, komplexere Angelegenheiten als «Ich möchte nicht aus diesem Flugzeug springen» zu kommunizieren – da hat mein Therapeut leider mal wieder keine brauchbare Meinung zu.

Also fasse ich meinen Körper ganz sanft an den Schultern, schaue ihm tief in die Augen und sage: «Was kann ich für dich tun?»

«Ich will das mit den Armen. Das hier.»

Dann rudert er wieder kryptisch mit den Gliedmaßen.

«Okay, danke fürs Mitspielen. Wir versuchen das später noch mal.»

«NEIN! Warte hier … äh, boah ey … bewegen. Mit Dingens.»

«Dingens.»

«Bumm. Bumm. Bumm.»

«Musik?»

«GENAU! Bewegen mit Musik. Wie nennt man das noch mal?»

«Tanzen.»

«Ach ja.»

Ich sag ja – von einem Sack Zement. Locker.

Tanzen. Mich bewegen zu Musik. Frei von Zielen, Bewegung spüren wie ganz früher. Durch meine Wohnung nicht mehr schleichen, sondern springen und drehen wie ein albernes Kind, dem es egal ist, ob jemand zuschaut. Merken, dass ein Körper so viel mehr tun kann als liegen und stehen. Dass er beweglich ist und dehnbar. Tanzen ist Loslassen für mich. Ich habe das lange nicht getan. Loslassen.

Und als die Nadel tief in das Vinyl taucht, das erste, warme Kratzen aus den Boxen tropft – wird mir klar, wie lange das tatsächlich her ist mit mir und der Musik. *2Seiten* spricht vom Leben in gewundenen Versen, und meine Füße verlieren jede Unruhe, machen große Schritte durch das Wohnzimmer. Freie Schritte ohne Gewichte. Beats schlagen, Herz schlägt, so fühlt sich *Lebendig* an, denke ich. Und an die Liste denke ich auch und dass *Musik hören* da gar nicht drauf muss. Das ist keine Aufgabe, das ist der Stoff, mit dem es leichter geht, mein Teppich, der den täglichen Fall dämpft, der mein Leben ist, und mich danach versinken lässt.

«Voll gut», sagt mein Körper.

«Und was machen wir als Nächstes?», fragt mein Kopf.

«Keine Ahnung», sage ich. «Was steht denn auf der Liste?»

«Irgendwas mit Arbeiten.»

«Ich glaub, wir schieben noch ein bisschen mehr *Musik hören* dazwischen.»

«Das ist aber sehr inkonsequent und unstrukturiert», sagt das Allgemeinplatz-Arschloch.

«Klasse. Inkonsequent und unstrukturiert sein. Ist das ein Punkt, oder sind das zwei?»

«Das sind zwei ganz verschiedene Dinge.»

«Also zwei Punkte. Und: Check, abgehakt. Scheiße, was wir alles geschafft kriegen heute.»

«Wir sind eben voll gut», brüllen Herz und Körper unisono über die Musik hinweg in das Wohnzimmer.

Und ich kann das erste Mal seit Jahren nichts Gegenteiliges zurückdenken. Die Depression hält die Fresse. Tatsache. Ist ja verrückt.

Scheinbar ist *Scheiße sein* in meinem Leben echt nur optional. Hätte keiner mit gerechnet.

Und während ich selbst noch völlig überrascht bin ob dieser Erkenntnis – springt mein Körper Richtung Schreibtisch und will unbedingt arbeiten. Das Wort *unbedingt* macht meiner Depression große Sorgen.

«Jetzt mal ganz langsam», sage ich, damit keiner durchdreht.

«Ist das wirklich schon das nächste auf der Liste? Arbeiten ist doch voll schwierig.»

«Nee, also, das steht hier so als nächster Punkt», sagt mein Kopf dann, «*Arbeiten*. Kann ich mir auch nicht erklären. Direkt nach inkonsequent und unstrukturiert sein.»

«Na, dann arbeiten wir jetzt wohl.»

«Alles tragisch sowie komisch,
und das Beste
liegt in der Mitte
und verschwimmt mit den Grenzen.»

Der junge Herr rappt letzte Zeilen aus dem Wohnzimmer herüber, dann wird es still.

«*Unbedingt mehr Listen schreiben*», setze ich auf meine Liste.

Und irgendwie kommt mir plötzlich alles gerade sehr, sehr machbar vor.

Kastanien und Wasser

Jones ist tot.

Der Boden rast so schnell unter mir, taumle ohne Gedanken im Kopf durch mein Wohnzimmer.

«Es ist was ganz Schlimmes passiert», hat Lene am Telefon gesagt. «Jones hat sich umgebracht.»

Seitdem haust in mir nur noch Schweigen. Mir ist die Kraft aus den Beinen gewichen. Ich bin gefallen, mein Stuhl hat mich aufgefangen.

Der Boden rast so schnell unter mir. Der Boden unter mir rast.

Ich bleibe zurück mit diesem Telefon in der Hand und keinerlei Gefühl, einem starren Blick auf eine weiße Fläche, wo vorher mal ein Fenster war, vorher einmal eine Welt existierte, in der ich jemanden wusste, der mit mir getaucht war, so viele Jahre. Mich verstand. Der nicht mehr ist. Nicht mehr.

Lene und ich, wir haben geweint. Wortlos, sprachlos, kopflos haben wir geweint. Fassungslos und ohne Halt. Mehr konnte ich nicht, konnte Lene nicht. Wird niemand können. Weil niemand versteht.

Der Boden rast unter mir.

Irgendwann haben wir aufgelegt, ein letztes Knacken in der Leitung. Jetzt: absolute Stille. Die absolute Stille, die aus meinem Herzen herauskriecht und überfordert in meine Wohnung schreit. Und nur ein Satz, so laut wie diese Stille.

Jones ist tot.

Meine Hand zittert, meine Beine zittern, wollen vor und zurück, wollen irgendetwas unternehmen, dass das nicht wahr wird, dass das zurückdreht. Da sind noch mehr Tränen in mir, aufgestaut, nicht frei. Ich halte sie unter Würgen. Würgen, drehen und nach Atem ringen. Ich atme Realität aus, immer nur Realität aus.

Da ist kein Platz für nichts in mir. Mein Magen dreht sich, wieder würge ich, und zwischen Tränen und Kotze quillt das letzte bisschen Wirklichkeit aus mir. Überlässt mich dem Nebel, alles wird ganz stumpf und automatisch. Ich kann nur noch atmen.

Bitte, lass mich hier. Ich will nie wieder nach draußen. Hier kann ich das verneinen. Hier muss das nicht wahr sein.

Aber kalte Badewannenfliesen halten mich erbarmungslos fest im Jetzt, wo nichts zurückgedreht werden kann. Ich starre ohne jeden Fokus ein Loch in die Wirklichkeit. Kann kaum etwas erkennen, als ich das Telefon greife, ihre Nummer wähle. Das kann nicht sein, ist ein Fehler, wird sich klären. Jede Sekunde, jede Sekunde muss sich das alles klären. Ich muss es einfach nur versuchen, immer wieder versuchen, obwohl ein Teil von mir weiß, dass Jones nicht antworten wird, nie wieder antworten wird, aber ich muss das versuchen. Immer wieder klingelt es.

Geh doch ran, Jones, geh einfach nur ran und schrei mich an, warum ich nerve, schrei oder lach oder wein, aber tu irgendetwas. Sei einfach nur lebendig, einfach da, nimm einfach ab und sei da!

Aber es klingelt nur, Stunden klingelt es, und ich schreie in die Leitung, dass du rangehen sollst, rangehen musst, dass du nicht den ganzen Tag schlafen sollst, dass nur ich das bin, der da anruft, dein verschissener Freund Tobi, der einen Rat braucht, weil er nicht begreift, was passiert, und du bestimmt viel besser verstehst, was hier geschieht. Schreie mir die Stimme heiser, damit du mich hörst, auch ohne Telefon, auch wenn du schläfst und nicht hören willst. Du wirst mich trotzdem hören, so laut will ich schreien.

Aber du hörst mich nicht.

So leer. So unendlich leer gräbt es mich, alles in mir schwindet. Aufgefüllt mit nichts. Ich weiß nicht, wie viel Uhr es ist, welcher Tag, weiß gar nichts, ist alles nicht echt. Alles unscharf, zu langsam und klebrig.

Jones ist tot. Ein Satz ohne Wirklichkeit. Nicht greifbar.

Irgendwann verliert mein Verstand unter der Last dieses Satzes seinen zittrigen Halt – und fällt. Fällt und fällt und fällt in das riesige Schwarz unter mir, welches ich jahrelang mit mir herumtrug, nur für diesen Tag, so scheint es. Als wäre es dafür gemacht. Vorbei an Bildern falle ich, Kneipenbildern, dunklen Haaren, Stimmen, ihrer Stimme, immer wieder. Sosehr ich mich bemühe, ich kann sie nicht greifen, nicht festhalten. Und mein Kopf fällt und trudelt und stürzt noch weiter, tiefer. Er sieht alles klar und unverschwommen. Jedes kleine Detail sehe ich verschwinden, sehe die ersten Sekunden des Vergessens. Jede Erinnerung, die nicht mehr erneuert werden wird, sehe die ersten Neuronen weiterziehen. Ich habe Angst, Jones zu vergessen, Stück für kleinstes Stück zu vergessen, bis irgendwann etwas übrig bleibt, was an sie erinnert, sie abbildet, aber nie wieder sie sein wird. Jones verschwindet Stück für Stück aus dem Hier und Jetzt, aus dieser Wirklichkeit, in der sie war, aus meiner Wirklichkeit hinein in etwas Irreales, schwebend, zwischen den Leben, nicht mehr erreichbar. Aber auch nicht fort.

Endgültigkeit ist ein Konzept, das sich dem Verstand entzieht. Mein Verstand fällt unendlich traurig die Erinnerungen entlang, greift panisch und vergebens nach jeder letzten Möglichkeit des Irrtums, aber da strömt zu viel Realität über jede Möglichkeit. Ich finde keinen Halt mehr, nirgendwo, bis irgendwann ein Morgen durch die Wolken bricht. Er stößt mich erschöpft und leer und furchtbar klein in den Schlaf, den ich nicht schlafen will. Denn der Verstand wird weiterfallen, Stunden später aufschlagen, und ich werde mir nie verzeihen, wirklich nie verzeihen, diesen Aufprall nicht mehr zu erleben. Aber ich schlafe.

Jones, das ist mein letzter Gedanke, bevor mein Ich für ein paar Stunden erlischt, einfach nur *Jones*. Ohne eine Hoffnung oder Aussicht darin. So wie man Dinge in wenig Worten malt, um ihre Essenz zu bewahren. Einfach nur *Jones*. Mehr nicht. Und der Boden steht still.

Die Tage ohne dich verfliegen.

Ich kann mir selbst nicht erklären, wie das geht, weil ich nicht weiß, wie überhaupt noch irgendetwas gehen soll. Aber es geht. Wir warten durch diese stumpfen Tage ohne Kanten und Kontur. Schnee fällt, es ist kalt. So unendlich kalt ist es. In allem fehlt es an Gefühl, wir sind automatisch, und wenn wir reden, dann von dir. So verbleichen Stunden zu Tagen aus Minuten, in denen irgendwer weint. Aber selten. Selten weinen wir.

Wir versuchen zu verstehen, sind fassungslos. Ich will verstehen. Will akzeptieren. Aber wo fange ich an? Aufstehen, denken, den Nebel vermeiden, um jeden Preis will ich diesen Nebel vermeiden, der mich nichts sehen lässt. Jede Frau auf der Straße bist du. Ständig treffen wir dich, in jedem dunklen Haar, das durch die Straßen fliegt, wie du das mal getan hast. In jedem scheiß Song, den ich höre, bist du schon da und wartest. Und ich versuche, den Klang deiner Stimme zu konservieren, solange ich mich noch an sie erinnern kann. Aber schon jetzt ist da nicht mehr als eine Idee.

Erinnerungen sind keine Menschen. Aber das wird einem erst bewusst, wenn es so weit ist. Jeden Tag meinte ich, mich genau an deine Stimme zu erinnern, deinen Tonfall, wie du mich begrüßtest, wie es sich anfühlte, wenn wir uns umarmten. Jetzt ist das alles weg. Nur noch eine Erinnerung, und mir fällt auf, dass das nicht reicht, um dich zu behalten. Keiner von uns kann das, jeder will, aber keiner kann das. Denn das Loch ist zu groß, das jede Erinnerung an dich reißt, wenn du sie nicht füllst.

Lene greift meine Hand neben mir auf dem Rücksitz. Wir starren ausdruckslos nach vorn, während wir durch Häuserschluchten schießen, viel zu schnell. Der Motor rauscht und brummt gleichförmig beruhigend. Meine Hand drückt ihre.

Alles ist ganz taub. Die Wunde betäubt. Die Blutung ist gestillt, alles andere liegt noch vor uns. Das wissen wir, erahnen wir. Wir wollen uns nicht erinnern.

Cem lässt seinen Wagen aus der Stadt gleiten, weit hinaus aufs Land. Bäume verwischen am Fahrbahnrand. Es ist ein Sonntag. Keine Musik, kein Gespräch, nur der Motor, der uns gleichschwingen lässt.

Man hat eine neue Stadt vor uns aufgebaut, große Klötze mit dunklen Dächern, roten Ziegelsteinen. Die Straßen weit und einladend, aber noch ist niemand unterwegs. Das Wetter und die Zeit, es sind das Wetter und die Zeit, denke ich. Die letzten Meter gleiten wir geräuschlos, werden langsamer, hören nur das Knacken der Kastanien unter uns, während der Wagen sie zerdrückt, zerschleift und bricht. Das vertraute Geräusch von Wasser, Reifen, die hindurchgleiten, ganz leicht, ganz sanft, ganz leise. Kastanien und Wasser. Das scheint alles so lebendig, fast ironisch.

Ich bin nicht gut in diesem *Davor*. Ich habe mir ausgemalt, was kommen wird, habe versucht, mich zu wappnen, aber letztlich weiß ich, dass das alles nichts bringt. Eine Träne läuft aus Lenes Auge, eine einzelne Träne. Immer noch rollt der Wagen aus. Wir haben Zeit. Wollen nicht anhalten, lieber den Kastanien lauschen. Meine Hand drückt Lenes. Cem hält den Blick schockstarr nach vorn. Keiner will das sagen, aber wir verstehen nichts, fühlen uns außerhalb der Welt, die doch nach so etwas nicht einfach weiterlaufen kann. Die Welt muss doch stillstehen, muss innehalten, wütend sein und leer, so wie wir das sind. Nur der Wagen, der soll bitte nicht aufhören zu rollen, weil wir die Stille nicht ertragen werden, weil wir unsere Türen nicht öffnen wollen, um auszusteigen. Denn das bedeutet erste Schritte auf etwas zu und von etwas weg. Und wir wissen nicht, ob wir das können, nicht Lene, nicht Cem und erst recht nicht ich. Der Boden unter mir ist noch nicht zurückgekehrt. Nichts ist unter meinen Füßen, was mich hält. Nur die Tabletten, jeden Morgen. Und ich weiß, dass nur ein Tag ohne sie mich ebenfalls das Leben kosten würde.

Eine letzte Kastanie, die unter uns zerbricht.

Und jetzt?

Cems rote, starre Augen im Rückspiegel halten sich an meinen fest. Sein Mund bleibt bewegungslos, nur die Augen ringen um Fassung, Haltung, um irgendetwas. Mein Mund ein Strich, meine Lippen blutleer gepresst, seit Tagen schon. Lene eine einzelne Blume mit buntem Haar auf schwarzem Kleid. Ihre Augen sind kaum noch sichtbar, nur noch rot und leeres Chaos.

Da sind wir also, die wir vier waren, und das, was von uns übrig ist.

Wir lassen schweigend Autos vorbeiziehen an uns, betrachten den erwachten Tag und diesen Ort dort hinten, wo eine von uns bleiben wird. Für immer.

«Scheiße», sage ich in die beengte Stille unseres Wagens und mehr nicht. Keiner kann wohl mehr sagen – oder will. Damit ist alles gesagt, was sich sagen ließe. Weil Jones so viel mehr mitgenommen hat als nur ihr eigenes Leben. Ein Stück von uns allen, und das ist verloren, und das wissen wir, spüren wir. Suizid ist eines der Dinge, von denen du nicht in einem Stück zurückkommst.

Alles, was jetzt noch zu tun ist, ist der erste Schritt nach draußen, in diese neue Welt. Diese Welt ohne Jones, wo nichts mehr stillsteht, weil alles weiterdrehen muss.

Ein letztes Teilherz fortbringen, das müssen wir noch. Wir müssen es hierlassen, weil Jones es ohnehin längst gegriffen hat, auch wenn sie das wohl nie wollte.

«Wollen wir?», fragt Cem.

Keiner antwortet darauf.

Drei Türen öffnen sich. Unter unseren Füßen knacken die Kastanien, als wir den ersten Schritt machen.

Ein Mädchen

«Jones ist völlig eskaliert. Völlig. Mann. Das war aber auch eine gottverschissen schlimme scheiß Ausstellung. Ich könnte jetzt noch lachen und kotzen.»

Lene grinst breit und fährt mit ihren Fingern gedankenverloren über unseren Tisch in der *Blume*. Zwei Handvoll Leute feiern Abschied in der Wirklichkeit und unter Menschen. Eine geschlossene Gesellschaft, müde von zu viel Emotion und vom Leichenschmaus, aber genug Zigaretten und Bier und Tische und Stimmgewirr, um all das aufzufangen.

«Dieser langweilige Schwarz-Weiß-Fotoquatsch war das, oder?»

«Genau. Sie fand's super armselig und hat diesen Typen vollgelabert, warum er so einen Scheiß macht. Ob er es denn nicht zur Abwechslung mal mit Kunst versuchen wolle.»

«Robert.»

«Ja. Robert. Was für ein Name. Hat sie dann nicht die Fotos ...?»

«... angemalt», wirft Cem ein. «Ich war ja 'ne Woche später da. Überall hat sie den Leuten mit 'nem grünen Filzstift alberne Bärte gemalt.»

«Und rumgeschrien», sage ich. Und ich krame in meinem Kopf: «Mehr, mehr irgendwas.»

Eine halbe Sekunde überlegen wir, dann leuchtet es in Lenes Augen und in meinen. «Mehr FARBEN!», brüllen wir gemeinsam durch die ganze Kneipe, und irgendwo lacht jemand, der sich anscheinend auch erinnern will an die Momente, an denen alles hängt.

Wir lachen, nicht laut, aber ein wenig, und denken an diese brüllende Frau in der Lederjacke, die viel mehr von den Dingen verstand, als man ihr zutraute.

«Das war schön, oder?»

«Ja. Ja, das war es irgendwie.»

Wir sinken zurück, Lene hinter ihr Bier, Cem und ich haben uns Barrikaden aus Teetassen gebaut, hinter denen wir allein sein können, ohne dass man es mitbekommt. Wir reden nicht über den Tag heute, denn der war ein Ende. Wir wollen lieber ein wenig zurückspulen, zurück dahin, wo das Band noch nicht gerissen war, wo sich alles klarer sehen lässt, ohne von Trauer gefärbt zu sein. Und wir fragen uns. Jeder für sich, jeder mit denselben Gedanken hinter all den schönen Jones-Momenten, die wir herumreichen wie warmen Kakao: *Warum eigentlich?*

Mein Mund kräuselt sich. Von dem Stuhl neben mir ist Jones unendlich oft gefallen, denke ich, immer derselbe beschissene Stuhl, auf dem sie gesessen hat, und immer ist sie runtergefallen.

Und dann erlischt mein Grinsen glanzlos, und ich denke, dass sie wohl viel zu oft gefallen ist, nur eben so, dass wir es alle nie gesehen haben. Aber stimmt das wirklich?

«Fragt ihr euch auch?»

«Fragen wir uns was?»

«Nach dem *Warum*.»

Drei Blicke wandern zu dem freien Platz bei uns, und jeder fragt sich, das sieht man doch, jeder hier in dem ganzen verschissenen Laden fragt sich: *Warum?* Aber keiner weiß eine Antwort darauf, weil sich das nicht verstehen lässt, denke ich und auch: dass das so nicht ganz stimmt. Vielleicht will ich selbst nicht genau fragen, weil mir die Antwort nur zu verständlich scheinen könnte. Vielleicht will ich auch nicht in der Lage sein, irgendetwas nachvollziehen zu können. Vielleicht will ich einfach trauern und wütend sein. Und irgendwann danach vielleicht auch mal wieder ein wenig glücklich, so pervers es klingt. Aber nichts davon mag mir gelingen.

«Warum?», frage ich also Jones, die viel zu stille Jones in meinem Kopf. «Warum wolltest du verschwinden, warum bist du verschwunden?» Und Jones schweigt und lächelt und schaut auf den Boden meines Verstandes, wo so viele Abgrundnotizen der letzten Jahre liegen, die ich mit Medikamenten in Schach halte und dem vagen Gefühl, dass das nicht mein Weg sein soll.

«War einfach so weit», sagt diese Jones und lacht verspielt. «Für mich war das irgendwie vorbei, verstehste?»

«Ich versteh das nicht», sagt Lene leise. Ihre Finger fahren immer noch Holzmuster am Tisch entlang, die Bierflasche kreiselnd am Flaschenhals gehalten. «Wie kommt man an so einen Punkt? Das versteh ich einfach nicht. Wir hätten doch alle, ich meine, sie hätte …» und dann schnippt sie mit den Fingern, lässt den Satz unvollendet im Raum stehen. Cem nickt langsam, atmet laut ein und aus. Sein Tee ist kalt.

«Ja», sagt er dann tonlos.

«Richtig, ich hätte», flüstert Jones mir ins Herz, «wenn ich gewollt hätte. Oder gekonnt. Oder irgendetwas. Aber vielleicht wollte ich ja nicht? Schon mal darüber nachgedacht?»

«Ich glaube, man kommt schneller an diesen Punkt, als man denkt», sage ich, um die zynischen Stimmen in meinem Kopf zu übertönen. «Der Gedanke, dass man wirklich aufhört zu sein – der ist doch nicht begreifbar. Das ist eine Praxis, die zu groß ist für jede Theorie. Verstehst du?»

«Nein», sagt Lene gereizt und leert ihr Bier, «versteh ich *nicht.*»

«Vielleicht *müssen* wir das nicht verstehen», brummt Cem, «nur akzeptieren. Fällt mir schwer genug.»

Wir nicken wortlos.

Ich kann es auch nicht verstehen, aber ich erahne, was dahinterstecken muss. Ich habe mir selbst zugesehen, und viel anders ist das nicht, was Jones getan hat. Nur eben einen Schritt weiter. Und der Gedanke macht mir so unendlich große Angst, dass das ein Ende ist, das dieser beschissenen Depression unweigerlich folgt. Dass irgendwann nicht mehr genug Raum da ist, der sich leer anfühlen kann, dass diese Leere in die Ideen und Träume wuchert, sich darin festsetzt und plötzlich nicht nur Tage an Bedeutung verlieren, nicht nur Taten und Dinge, sondern irgendwann *Ideen* und *Konzepte* von dem, was Leben ist. Dass es mich leer frisst wie ein beschissener Krebs, der immer weiter wuchert, bis er sich selbst das letzte bisschen Lebensgrundlage weggefressen hat und dann mit Freude draufgeht, weil die Welt endlich nur noch Krebs ist und untergeht. Davor habe ich Angst. Und ich muss zugeben, dass ich keine Ahnung habe, wie das sein muss: zehn oder fünfzehn Jahre jeden Morgen als Hülle aufzuwachen, die nur von nichtsverzehrendem Nichts gefüllt wird. Und dann noch lächeln zu müssen jeden Tag und so tun, als sei da noch eine Idee von einem Leben in mir.

Scheiße, Jones, denke ich. Und der Gedanke an sie lässt meine Augen wieder feucht und glasig werden, wie sie da im Geiste neben mir sitzt und nickt und sagt: «Jau, du hast es verstanden», als wäre das ein beschissenes Kneipenspiel.

«Du hast vor langer Zeit schon aufgegeben, oder?», frage ich sie, und sie nickt nur lapidar und freundlich.

«Aber», versuche ich zu sagen, doch mein Geist will schweigen. Die Diskussion in mir ist alt, Tage alt, und viel zu oft geführt.

«Depressionen, hm?», murmelt Cem Stunden später. Er ist mittlerweile auf Bier umgestiegen. Ich halte mich standhaft an Tee fest, obwohl ich bezweifle, dass er mir denselben Halt geben kann. «Ich kann das alles immer noch nicht fassen.»

Auch unsere Gespräche kreisen, so wie es sonst meine Gedanken tun, und sie kreisen um dieselbe Frage, selbstzerstörend einseitig, immer wieder, immer wieder die Frage nach dem *Warum*. Und ich bin müde davon. Müde nachzudenken, nachdenken zu müssen über ein *Warum* oder ein *Vielleicht*, über *hätte* und *sollte*. Über all den ganzen Scheiß will ich nicht nachdenken, da es alles nichts mehr ändern wird, nicht für mich, nicht für Jones.

Nicht geschafft. Das ist das Einzige, was ich noch denken kann. Sie hat es einfach nicht geschafft, ist zu früh übermannt worden. Nicht aufgrund von Schwäche, sondern schlicht aus Pech, aus Leben, aus was weiß ich.

Ich will nicht mehr darüber nachdenken, wie die letzten Minuten wohl gewesen sein müssen, ob sie Angst hatte oder Erleichterung verspürt hat oder ob da nur noch kühle Mechanik war, die alles gesteuert hat. Ob sie noch Mensch war oder schon nur noch das andere. Über all das will ich nicht nachdenken, weil es viel näher an mir selbst ist, als ich mir glauben machen will. Und ich weiß nicht, ob ich nach Vergebung suche für etwas, an dem ich keine Schuld trage, oder ob ich Schuld sein will an dem, was da passiert ist. Die Gedanken laufen an ungesunde Strände, weit ab von allem, was ein Mensch denken soll.

Irgendwann hebt Cem sein Bier an den Mund und zieht es

leer, mit einem Zug, und Jones sitzt neben mir und lacht und lächelt, so wie sie das nie getan hat.

«Die nächste Runde geht auf mich», sagt er dann und faltet fast erhaben die fleischigen Finger zusammen. «Weil wir alle mal 'ne verfickte Pause brauchen.»

«Find ich gut», lacht Lene befreit, das erste Mal heute Abend lacht sie befreit, und sie schiebt ihre Brille weit auf ihre Nase zurück, als wolle sie sich aufrichten. «Ich versteh zwar die Logik nicht, aber: Find ich gut», sagt sie wieder und kramt in ihrem Kopf nach der letzten Jones-Geschichte, die sie noch nicht erzählt hat. Aber sie findet nichts, denn da ist zu viel Bier, und das ist okay, denke ich, wirklich, wirklich okay. Denn wir alle brauchen mal eine verfickte Pause. Von den Fragen und den fehlenden Antworten, von diesem Tag und allen, die noch kommen werden.

«Ein Mädchen», sagt Cem dann. «Wir bekommen übrigens ein Mädchen.»

Auf das Leben trinken.

Sich auf das Leben verlassen.

Ist beides eine gute Idee, denke ich, auch wenn ich nicht weiß, was ich mir damit sagen will. Und ganz langsam kehrt das zurück, was sein sollte. Nicht viel. Aber ein kleines Stück von dem, wie es sein sollte, leuchtet auf. Hier. In diesem Satz, dass irgendwer ein Mädchen bekommt. Da steckt so wenig Sturm und aufgewühlte See in diesem Satz. Kein Hindernis, nur Herausforderung und Zukunft stecken darin. Und er beruhigt mich.

Kein Vergessen, aber auch kein Selbstvergessen, schießt es in meinen Kopf. Da sind immer beide Seiten, und nichts davon darf mich dominieren. Kein Schicksal darf allein das meinige sein. Wir alle tragen alles um uns herum, und das schließt mich mit ein. Ich trage und werde getragen, und letztlich geht es doch darum und nur darum.

Gern, so gern hätte ich mit Jones gemeinsam weitergetragen an ihr und mir und Lene und Cem und seinem Mädchen und dem ganzen Rest der Welt, die nicht angehalten hat für sie. Und das ist schade, unfassbar schade und traurig und ein Verlust. Aber eben nicht das Ende. Der Gedanke klingt bitter, aber was soll er auch sonst tun? Perspektiven können bitter sein. Auch für mich wird die Welt nicht anhalten. Das ist eine befreiende Erkenntnis, diese Unabwendbarkeit. Die Konstante der Bewegung, auch wenn du dich nicht bewegen willst. Du musst. So hart und unfair das alles ist.

Mein Finger streift die Oberfläche meines kalten Tees, und alles, was ich in Bewegung setze, muss sich arrangieren mit dem, was drum herum existiert. Mit dem restlichen Tee und der Tasse, die keinen Millimeter weichen wird, nur weil etwas Wellen wirft. Keine Ausnahmen, kein Aussteigen. Die Welt geht weiter und wird nicht anhalten. Auch meine Freunde nicht. Aber sie können langsamer gehen. Sich gegenseitig tragen. Und viel, viel langsamer gehen.

Weil wir alle, wirklich alle, einfach mal eine verfickte Pause brauchen.

Kontrolle

«Wie geht es Ihnen heute?», fragt mein Therapeut.

Ich sitze fast versteinert da. Will nichts sagen.

Wir schweigen. Beinahe die ganze Sitzung schon schweigen wir. Die letzten drei Wochen haben wir quasi nur geschwiegen. Ich weiß nicht, was ich sagen soll oder will. Was man überhaupt noch sagt. Fühlt sich alles sehr leer an, seit ...

Und das lasse ich ihn spüren. Er lässt das geschehen, schaut nur in meine immerroten Augen, macht keine Notizen.

«Wie geht es Ihnen heute?»

«Ich weiß nicht», sage ich tatsächlich irgendwann. «Ich denke jetzt seit ein paar Wochen nach, aber mir fällt einfach kein guter Witz zum Thema Suizid ein.»

«Ich glaube, da gibt es auch keinen guten Witz zu», stammelt mein Therapeut etwas überfahren.

«Das ist ganz schön beängstigend, finden Sie nicht? Dass es da wirklich etwas gibt, dem ich nicht mit Humor begegnen kann.»

Meine Blicke wandern. Die Tiere aus Stoff liegen unordentlich herum. Ein kleines Pflänzchen strahlt verzweifelt in den Raum hinein. Mehr ist da nicht, nur mein Therapeut und ich, die wir nicht wissen, wie das mit uns weitergehen soll. Ich das verheulte Mädchen, das Hoffnung und Glauben an die Beziehung verloren hat, er der überforderte Junge, der nicht weiß, wie er all das jemals wieder reparieren soll.

«Fühlt sich grad an wie ein Schluss-mach-Gespräch, oder?», frage ich.

«Ein bisschen schon», sagt mein Therapeut und rückt

unruhig auf seinem Stuhl hin und her. «Warum ist das mit dem Witz so wichtig?»

«Hm», sage ich und versuche ein Lächeln, lehne mich ein wenig vor. «Na, weil Witze doch eine schöne Art sind, mit Dingen umzugehen. Um gute Witze über etwas machen zu können, muss man die Sache wirklich verstehen. Durchdrungen haben.»

«Und dass Sie Suizide nicht verstehen, macht Sie traurig?»

«Es macht mir Angst.»

Da schmunzelt er, der Therapeut. «Dass Sie mal vor etwas Angst haben und das nicht durch irgendeinen Witz kaschieren, das hätte ich auch nicht gedacht.»

«Sicher», sage ich. «Natürlich hab ich Angst. Ich hab vor total vielen Dingen Angst. Dass mich die ganze Welt hassen könnte, zum Beispiel. Oder dass mich irgendwann Ihr beschissener Stoffelefant auffrisst.»

Er lacht.

Er lacht und bringt mich damit zum Kichern, während er etwas auf seinem Notizblock abhakt.

«War doch gar nicht so schwierig, oder?»

«Schlechte Witze kann ich immer.»

«Das ist der erste, den ich von Ihnen gehört habe, seit das mit dem …»

«Seit Jones sich umgebracht hat. Sagen Sie das ruhig so. Ist ja nicht falsch.»

«Der erste Witz, den ich von Ihnen gehört habe, seit Ihre Freundin sich das Leben genommen hat.»

«Und das ist von Belang, weil?»

Er schiebt sich auf seinem Sessel nach vorn, umklammert den Stift in seiner Hand so fest, dass seine Hände weiß anlaufen.

«Weil das Ihr erster Witz hier MIT dem Suizid ist.»

«Im Angesicht des Todes quasi.»

«Ja, ganz genau. Sie können das nicht verstehen, Sie sollten einen Suizid auch nicht verstehen können wollen, nicht vollständig. Sie werden darüber nie sprechen können, wie wir über Ihre Depression sprechen. Aber Sie haben einen Witz gemacht. Nicht *darüber*. Aber *damit*. *Mit* diesem Suizid in Ihrer Biographie. Verstehen Sie den Punkt, Herr Katze?»

«Nee.»

«Na, der Suizid hält Sie nicht davon ab, Witze zu machen. Das Leben so zu bewältigen, wie Sie das tun. Sie müssen nicht alles verstehen, um es zu bewältigen. Sie müssen nur akzeptieren.»

«Was ist das denn fürn Scheißsatz, bitte?»

«Das ist kein Scheißsatz, Herr Katze. Manche Kämpfe können Sie nicht gewinnen. Das meinte ich.»

«Ach so», flutscht es ironisch aus mir heraus. «Super, dass Sie das sagen. Ich hätte mich da jetzt mein Leben lang abgemüht. Mann, Mann, Mann, gut, dass ich Sie habe. Aber jetzt mal ernsthaft: Soll ich einfach aufgeben, ist das Ihr fundierter Ratschlag? Einfach sagen: Jau, okay, das ist 'ne Sache, die ist zu krass, um die zu verarbeiten – also lass ich das bleiben? Entschuldigung, aber Sie haben echt schon wesentlich bessere Ideen gehabt als die hier.»

Und wieder schmunzelt er, der Therapeut, und schüttelt wissend seinen Kopf. Wie ich das hasse.

«Sie müssen mir aber auch zuhören», murmelt er und bemüht sich sichtlich, das nicht überheblich klingen zu lassen. Funktioniert – so halb. «Ich habe gesagt, dass Sie vielleicht aufhören sollten, in Schlachten zu kämpfen, die vor drei Wochen stattgefunden haben. Da werden Sie nämlich nichts mehr am Ausgang ändern, verstehen Sie? Das ist durch. Alles, was Sie jetzt noch tun können, ist, genau *das* zu akzeptieren. Den Ausgang. Sie werden an diesem Suizid nichts mehr ändern können. Der ist jetzt da. Sie können nur versuchen, genau *diese* Tatsache nicht *ständig* in Ihrem Weg rumstehen zu haben.»

«Ich soll also, übersetzt … weitermachen? Echt jetzt? Als ob *nichts* passiert wäre?»

«Nein. Sie sollen weitermachen, *obwohl* das passiert ist. Sie dürfen diesen Suizid nicht die Kontrolle über sich gewinnen lassen, verstehen Sie?»

«Weitermachen. Darf man das? Weitermachen, Witze reißen, obwohl sich jemand umgebracht hat?»

«Man muss sogar. Ich sage es noch mal, Herr Katze: In Ihrem Leben sollten *Sie* die Kontrolle haben und nichts und niemand sonst.»

In mir fangen die Gedanken an zu wirbeln. Das ist alles so schwer. Schwer. Nicht schwierig. Schwierig wäre ja zu schaffen. Aber alles ist schwer, zieht meine Mundwinkel nach unten, meine Schultern, zieht mich Richtung Boden. Unaufhaltsam ziehen diese Gedanken an mir, immer, jeden Tag, jede Sekunde. Und jetzt gerade zieht es ganz besonders stark, ganz besonders vehement.

«Aber wie soll ich Kontrolle gewinnen über irgendwas?», frage ich langsam. Ich muss die Frage behutsam auf die Reise schicken, aber kraftvoll, damit sie nicht zwischen uns den Boden erreicht und verlorengeht. Und sie klingt dabei doch so energielos unsicher. «Wie soll ich Kontrolle gewinnen über irgendwas, wenn ich nicht einmal Kontrolle über mich selbst habe? Mein Herz fühlt doch ungebremstes Chaos. Wie soll ich mich da nicht mitreißen lassen von einer Scheiße wie mit Jones? Ich bin jetzt nicht unbedingt der Chef in meinem Leben, falls Ihnen das entgangen sein sollte ...»

Mein Therapeut lehnt sich zurück wie ein ganz, ganz schlechter Pokerspieler. «Vielleicht wird's dann mal Zeit, dass Sie wieder Chef werden.»

Immer diese beschissen entwaffnenden Antworten. Jedes Mal macht mein Therapeut das. Jedes Mal. Seit wir uns kennen, klopft der solche schlauen Sprüche, die dann plötzlich doch total viel Sinn ergeben. Ich finde das echt anstrengend. Das ist fast wie ein Freund, der immer recht hat – und bei dem man das neidlos anerkennen muss. Grauenhaft, die Vorstellung, dass Menschen, die einem Gutes wollen, auch noch recht haben könnten.

«Sie immer mit Ihren simplen Schlussfolgerungen», motze ich ironisch. «*Wenn dir das weh tut – zieh dir das Messer aus dem Arm.* Wissense – klar ist an so einem Spruch 'ne Menge dran, eigentlich sogar viel ...»

«Sehr viel, will ich meinen.»

«Von mir aus auch sehr viel, aber trotzdem: Es ist doch nicht immer so einfach.»

«Das stimmt.»

Da nickt mein Therapeut überdeutlich, als hätte ein kleines Kind etwas sehr, sehr Schlaues gesagt.

«Wollen Sie an Ihr ‹Das stimmt› nicht vielleicht noch eine Ihrer Relativierungen dransetzen? So was wie: *Das stimmt,* aber ich verrate Ihnen einen Trick? Oder: *Das stimmt,* aber bei Ihnen mache ich mir da gar keine Sorgen? *Das stimmt,* aber manchmal ist es sogar noch einfacher als einfach? Irgendetwas, wo ich dann total viel Hoffnung draus ziehen könnte? Das wäre doch voll Ihr Ding, wie ich Sie kenne.»

«Herr Katze, was soll ich sagen? Ich habe Ihnen das schon

mal erzählt: Es gibt keine magische Lösung. Ich kann Ihnen die Kontrolle nicht zurückgeben. Ich kann Ihnen nur den Weg bereiten und Ihnen versichern, dass es machbar ist.»

«Was jetzt nicht direkt viel ist.»

«Es ist mehr, als Sie gerade beisteuern.»

«Mann, Sie sind ja noch spitzfindiger als meine Tabletten.»

«Wie bitte?»

«Vergessen Sie's.»

Ein paar Minuten schlendern unsere Blicke schweigsam aneinander vorbei, während ich vorgeblich sehr interessiert an die Decke starre.

«Bei uns beiden müsste man das umbenennen, oder? Von Gesprächstherapie in Schweigetherapie, hm?», sage ich und schiebe ein peinlich berührtes Lachen hinterher.

Mein Therapeut hebt an seiner Hand zwei Finger.

«Das war der zweite Witz heute. Geht doch.»

«Das kann ich aber besser. Echt.»

«Das weiß ich doch. Sagen wir's mal so: Wenn sich jemand in Ihrem Umfeld umbringt – sollten Sie vielleicht nicht direkt am nächsten Tag Ihre Nummer für den Prix Pantheon schreiben. Das ist so ein Erfahrungswert, den man als Kleinkünstler bestimmt gut gebrauchen kann.»

«Mensch», sage ich, «da hat sich die Therapie schlussendlich ja doch noch gelohnt.»

«Na sehen Sie. Gut, dass Sie eine Depression haben. Sonst wären Sie jetzt aber gehörig ins Fettnäpfchen getreten.»

Wir lachen. Unbeschämt lachen wir beide, und das ist endlich befreiend und nicht mehr ganz so zynisch. Da ist zum ersten Mal keine graue Wolke in meinem Schädel, nur mein Therapeut und ich in diesem Dschungel aus fickenden Plüschtieren und Jones, die unscheinbar neben mir schwebt und mit uns lacht, ohne ein Vorwurf zu sein. Die sich freut, dass ich noch ein Stück weit sein kann wie ganz früher. Unbeschwert, und sei es nur ein paar Sekunden lang, trotz all der Scheiße, trotz ihr und trotz der verfickten Krankheit, die mir an so vielen Tagen das letzte bisschen Lebendigkeit aus der Seele quetscht. Dass ich zurückfinden kann zu dem, der ich früher einmal gewesen sein muss, von dem ein letzter Splitter noch in mir wohnt. Dass ich mich vielleicht nicht befreien kann von alledem – aber frei sein kann für eine Zeit.

Dann irgendwann stehen wir auf, geben uns die Hand, ganz fest.

«Danke», kann ich sagen. «Sie hören das bestimmt oft und so, aber das hat wirklich gutgetan.»

«Passen Sie auf sich auf», sagt mein Therapeut, warm und sanft wie lange nicht mehr.

«Keine Bange. Ich bin einer von den Guten», antworte ich. «*Die Macht ist mit mir* und so, Sie wissen schon.»

«Ist auch einer *meiner* Lieblingsfilme», lächelt mein Therapeut.

«Bis nächste Woche.»

Die Praxistür hinter mir fällt schwer ins Schloss. Das Treppenhaus ist dunkel. Meine ersten Schritte nach draußen fühlen sich verdammt unsicher an.

Jedi-Mind-Trick

Die Luft vor der Praxis ist kalt. Einen Moment lang muss ich ankommen in diesem Draußen, wie immer. Ich atme ein, einen großen Zug dieser kalten Luft, die normalerweise nach Hoffnungslosigkeit schmeckt. Wenn die Kälte bis ganz tief unten meine Lungen flutet, fühlt sich das an, als würde ich in einem See aus Herbstgefühl ertrinken. Normalerweise. Aber jetzt ist diese Luft nur kalt, schmeckt nicht nach hoffnungslosen Momenten, schmeckt nach nichts. Ganz wundervoll.

Ich will Schnee unter mir knarzen hören, so kalt ist es, Schnee fühlte sich richtig an, doch da ist kein Schnee, nur blattverzierter Asphalt unter mir. Die Dinge gehören nicht zusammen hier, denke ich, Schnee wäre jetzt richtig. Aber sosehr ich mir das auch wünsche, es bleibt, wie es ist. Ich kann das nicht kontrollieren.

Ich werfe den obligatorischen Blick auf mein Mobiltelefon, niemand scheint mich zu vermissen. Ich überlege kurz, ob ich jemand anrufen sollte – aber weshalb? Heute gab es keine bahnbrechende Erkenntnis, nichts Erschütterndes, nur etwas Alltag, der zurückkam. Ich *müsste* niemanden anrufen. Muss mich nicht ablenken oder meine Seele leichter reden. Und dennoch gleitet mein Finger ohne Zögern auf die Nummer von Cem in meinem Telefon. Es klingelt, während meine Füße vorwärts stampfen.

«Tobi!»

«Cem, wie is?»

«Muss. Bei dir?»

«Ganz gut. Hör mal.»

«Ich höre.»

«Du musst mich weiterreden lassen, wenn ich ‹Hör mal› sage. Sonst würde ich ja ‹Unterbrich mich mal› sagen.»

«Aber du sagst das nie», mault Cem gekünstelt. «*Unterbrich mich mal. Das fänd ich voll …*»

«Also, jedenfalls: Hast du Bock auf was trinken später?»

Ich weiß nicht, was da über mich kommt. Verabrede ich mich gerade eigenmächtig mit jemandem auf ein Getränk? Ohne Druck von außen? Nicht als Ausrede, um zu saufen? Ohne speziellen Grund? Nur aus Lust an Gesellschaft? Ich Teufelskerl. Nächster Halt: Bundeskanzler. Wenn das so weitergeht, räum ich am Ende noch meine Wohnung auf. Der Mensch braucht Träume.

«Ja, äh, klar. Gehen wir in die *Blume?*», fragt Cem überrascht.

«Ja, ein paar Dinge sollten schon bleiben, wie sie sind», sage ich und lege auf.

Das Telefon noch in der Hand, laufe ich gedankenumsäumt weiter. Wahlwiederholung.

«Tobi!»

«Cem! Acht Uhr oder wann?»

«Ich hab *so* drauf gewartet, Alter.» Cem lacht, hell und kratzig. Dann legt er auf, grußlos, weiterlachend.

Wieder knarzt es. Ich schaue nach unten auf meine wandernden Füße. Da ist immer noch nur Asphalt und moderiges Laub, aber kein Schnee. Meine Schulter prallt gegen etwas Hartes. Ich wanke zur Seite, mein Kopf schnellt hoch. Ein Mann mir gegenüber trägt Hut und Brille und Mantel, alles so dunkel und düster, schaut irritiert in meine Augen, während er sich die Seite reibt. Aber sagen kann er nichts, der Mann, geht dann einfach weiter, ohne sich noch einmal umzudrehen.

«Entschuldigung», rufe ich nach einer Zeit etwas halbherzig hinterher. «Ich wollte nur ein bisschen körperliche Zuwendung.»

Das bringt den Mann erstaunlicherweise nicht zurück. Realität ist enttäuschend, wenn sie nicht tut, was man will, denke ich und trotte weiter Richtung Haltestelle. Mit jedem Meter Richtung Bus dreht sich mein Magen ein kleines Stückchen mehr herum, sinkt meine Stimmung dem Boden entgegen. Jeder Schritt wuchtet mehr Gewicht vorwärts als noch der letzte.

«Neinneinnein!», schreit mein Magen. «Halte ein, Reisender, denn großes Leid erwartet dich auf diesem Pfad, den du wandelst. Zerstörung und Leid wird er jedem bringen, der auf dieser Erde karges Dasein fristet, und es soll Fische regnen und Heuschrecken, auf dass kein Wesen dieser Welt verschont bleibe und zugrunde gehe. Und auch der tapferste Mann wird nicht widerstehen und wandeln können auf dieser Erde, die einst ein Paradies gewesen! Halte ein!»

«Du möchtest also *nicht* mit dem Bus fahren.»

«Genau», sagt mein Magen. «Das war so die grobe Richtung. Und nein», setzt er hinzu, «ich kann dir nicht erklären, warum.»

Mein Innenleben ist sehr viel eloquenter geworden in der letzten Zeit. Vielleicht etwas arg ausschweifend, aber das kann man sich ja nicht so wirklich aussuchen. Immerhin reden wir jetzt offener miteinander. Leider wissen wir meist immer noch nicht, worüber. Aber so langsam wird es besser. Und da ich ja netter zu mir selbst sein soll, lenke ich ein und meine Schritte leicht nach links, Richtung U-Bahn, auch wenn ich nicht verstehe, was mein verwirrtes Innenleben gegen den Bus haben könnte. Man muss sich selbst eben auch mal was gönnen. Umstände zum Beispiel. Die macht man sich *selbst* ja viel zu selten. Dabei ist es bestimmt befreiend, zu sich selbst zu sagen: *Ich möchte mir bitte auf jeden Fall Umstände bereiten.* Man könnte auch sagen: *Going the extra mile* für sich selbst. Oder, wie in meinem Fall, going the extra 300 *Schritte zur U-Bahn* für sich selbst. Und die wirklich für sich selbst zu machen, die 300 Schritte Umweg, weil irgendetwas in einem danach schreit, das scheint der Trick bei der ganzen Sache zu sein.

Das metallische Gesumme der Rolltreppe begleitet mich tief nach unten in das penibel gekachelte Fegefeuer aus Achtziger-Jahre-Architektur und -Farbästhetik.

Schau an, denke ich, hier hat mein Therapeut also seine Teppichfarbe her. Früher sahen Freibadumkleiden so aus. Irgendwann hat man die scheinbar zu U-Bahn-Stationen verarbeitet, diese Umkleiden. Und das Wort *verarbeitet* kann man hier durchaus auch mal psychologisch verwenden.

Ein Blick auf die Anzeige. Vier Minuten, bis ich in Richtung Heimat darf. Mein Rücken sinkt gegen eine der gekachelten Säulen, ich blicke nach links, rechts. Ist keiner da, den man kennt. Mein rechter Fuß wippt in getragenen Vierteln einen schleppenden Takt, mein Mund ist gespitzt, als wollte ich pfeifen, obwohl ich weiß, dass ich das nicht kann. Ein paar Säulen weiter sitzt ein Mann und schaut leer über die Gleise hinweg an die Wand gegenüber. Auch *sein* Fuß wippt meinen Takt, und von hier sieht das aus, als zähle er die Zeit davon, Sekunde um Sekunde.

Ich kann zwar nicht ausrechnen, wie viele Sekunden es jetzt noch sind, bis die Bahn kommt, aber ich kann sagen, dass mir der Gedanke gefällt, dass dort jemand sitzt und die Zeit zählt. Ich denke an früher, als ich dachte, wenn ich die Sekunden schneller zählte, als sie tatsächlich aufeinanderfolgten, würde die Zeit schneller vergehen. Damals hätte ich nicht über mangelnde Kontrolle geklagt.

Nur noch dunkel kann ich mir vorstellen, wie sich das angefühlt haben muss, die Zeit zu beherrschen. Das Gefühl, diesem ganzen Ding hier, diesem Leben, nicht ausgeliefert zu sein, sondern tatsächlich bestimmen zu können. Kontrolle zu haben, und sei es nur für einen Moment. Denn wer die Zeit fließen lassen kann, wie es ihm gefällt, der wird doch auch bestimmen können, wie er fühlt. Was er zulässt. Oder zulassen will. Und was eben nicht, wogegen er sich wehren will. Nicht ohne jeden Schutz den Launen der Hirnchemie ausgesetzt zu sein, das wäre was. Zu wissen, dass Phasen auch zu Ende gehen, dass eine Hoffnungslosigkeit, die ich in diesem Moment spüre – dass die eben nicht für immer sein wird.

Mein Kopf weiß das alles, aber mein Herz lässt sich von der chaotischen Stärke der Gefühle blenden und glaubt nicht daran, glaubt nicht, dass ein Gefühl, so stark es auch sein mag – eben nur ein Gefühl ist. Eines, das vergehen wird, das keine Macht haben muss, zumindest keine absolute. Das weiß mein Kopf, der rationale Gedanke ist mir völlig klar präsent – aber ein Teil von mir vergisst das, jeden Tag, immer wieder. Jeder meiner Stürze fühlt sich so tief an, dass er ganz sicher nicht zu überleben ist. Jeder Sturz, jeden Tag, immer wieder. Alles scheint ultimativ und endgültig. Jeden Tag die Liebe seines Lebens verlieren. Die, an die keine je wird heranreichen können. Genau so. Genau so fühlt sich das mit allem an, was schiefläuft, und ich habe genug, wirklich ernsthaft genug davon. Ich will ein kleines bisschen Kontrolle, ein kleines bisschen klaren Kopf in diesen Momenten, der mir dann zurufen kann, dass das nur ein Gefühl ist und vergehen wird. Aber wie soll ich das kontrollieren, wenn ich selbst nicht an die Möglichkeit glaube, all dessen Herr werden zu können?

Der Mann gegenüber wippt mit dem Fuß meinen Takt, und ich lächle verstohlen.

Der tippt meinen Takt, denke ich mir. Wir tippen nicht den gleichen. Ich tippe meinen. Er tippt meinen, weil ich den tippe. Krasser Jedi-Gedankenkontroll-Shit. Gemeinsam haben wir die Zeit schneller vorangetickt. Der Gedanke ist nicht schlecht.

Oder aber, es sind einfach nur vier Minuten vergangen.

Die Bahn treibt einen Schwall kalter Luft voran in die Station, meine Haare flattern. Die Fenster der U-Bahn verlangsamen die Frequenz, um irgendwann stillzustehen, die Türen direkt vor mir. Ich weiß, was jetzt normalerweise passiert: Die Tür wird aufschwingen, ich werde einsteigen und nach Hause fahren. Doch bevor die Tür vor mir stupide aufschwingen und diese furchtbar triste, fremdbestimmte Routine in Gang setzen kann, fällt ein Gedanke laut grölend durch die Hintertür meines Kopfes, schaut sich verwirrt um, stürmt dann in mein Bewusstsein. *Nutze die Macht!*

Ich schaue den Gedanken skeptisch an.

Der Gedanke nickt leicht wankend und deutet auf die Tür. *Okay.*

Ich blicke nach rechts, links, keiner da, der mich aufhalten könnte. Oder wollte. Aber *könnte* klingt irgendwie epischer in meinem Kopf. Die Hand zieht sich fast von selbst aus der wärmenden Tasche.

Daran glauben du musst, die halbe Miete das ist.

Entschlossen fixiert mein Blick die Tür. Konzentration. *Daran glauben.* Zwei Finger meiner rechten Hand wischen ausladend durch die Luft, während mein Verstand entschlossen diese Tür umfasst und zu schieben beginnt. Und es ist ganz unerwartet leicht, da ist kaum Widerstand. Sanft und gleichmäßig folgt die Tür dem Bogen, den meine Hand da in die Leere schwingt, um sie zum Öffnen zu bewegen.

Zugegeben, das täte sie auch ohne den ganzen Zirkus. Ist schon klar, ich habe ja keine Wahnvorstellungen. Aber Phantasie. Und das ist echt das nächstbeste Ding, wenn du so tun willst, als könntest du Türen mit der Macht deines Verstandes öffnen. *Geiles Gefühl*, triumphiert das Herz in mir, während ich zufrieden einsteige.

Ich schlendere Schritt um Schritt den Gang entlang, bleibe stehen und spüre das leichte Rucken, als die Türen sich durch einen kurzen Schlenker meiner Hand zischend schließen. Unsichtbares Gewicht tragen meine Handflächen, als ich sie behäbig zu mir ziehe. So eine Bahn ist schwer. Aber langsam, ganz langsam schiebe ich die Handflächen vorwärts, meine Muskeln zittern leicht mit all diesem Gewicht vor ihnen, und langsam schiebt die Bahn sich vorwärts. Mit jedem Zentimeter meiner wandernden Hände beschleunigt sich die Bahn, und ich stelle mir vor, das wäre ich, der sie da schiebt mit der Macht meiner Gedanken. Ein letzter, kraftvoller Zentimeter, den meine Hände überwinden, dann rollt die Bahn von allein, ich lache kurz und leise und klatsche in die Hände, bevor ich mich setze.

Ich habe eine Bahn geschoben. Das ist besser, als die Zeit im Takt voranzutippen. Da weiß man, was man getan hat. Und mich berieselt so ein zartes Gefühl, ein Hauch von Verständnis, wie es sein muss, wie es sein müsste, wenn ich gesund wäre, wenn ich mir selbst nicht das Gefühl gäbe, allem und jedem schutzlos ausgeliefert zu sein. Widerstand leisten zu können. Eine Gegenkraft aufbringen zu können, die mit dem Rest von mir um Kontrolle ringen könnte.

Wie es wohl wäre, mal wieder Herr über mich selbst zu sein.

Minutenlang gleite ich auf Schienen durch Tunnel. Beschleunige die Bahn und bremse sie, öffne Türen und schließe sie. Einmal schaffe ich es sogar, dass ganz kurz das Licht ausgeht, obwohl ich das gar nicht vorhatte. Ich bin ein verfickter Jedi. Und die Macht ist wahrlich stark in mir.

Und natürlich weiß ich, dass das Verarsche ist. Wenn ich eines über mich weiß, dann, dass ich der König darin bin, mir selbst etwas vorzumachen. Aber warum das nicht ausnahmsweise nutzen? Kann ich mir nicht einflüstern, für ein paar alberne Sekunden die Kontrolle zu haben, und sei es über Schiebetüren? Natürlich kann ich das. Und ich flüstere. So laut, dass es sogar die ratternden Schienen unter mir übertönt.

Die letzten Minuten zum Hafenviertel vergehen schnell mit solchem Geflüster in meinem Kopf. Dann lasse ich ein letztes Mal für heute die Bahn die Fahrt verlangsamen, die Türen auseinandergleiten. Meine Füße berühren den vertrauten Steinboden meiner Haltestelle. Mit einem lässigen Wischer schubse ich den Zug in Richtung der nächsten Station. Lasse die Ausgestiegenen an mir vorbeieilen, lasse sie mich allein lassen. Der letzte Fußschritt verhallt. Ich lasse den Aufzug zur Ruhe kommen und befehle meinen Beinen, die Treppe zu bezwingen.

Alles kein Problem.

Ich weiß ja, dass ich das kann. Ich nehme die letzten Stufen ins Freie, wo mich das Tageslicht stürmisch umarmt und küsst, als wäre ich zu lange fort gewesen.

Klartexte

«Hast du vielleicht noch 'n paar WLAN-Router übrig?», nuschelt mir der Biologe durch seinen Oberlippenbart entgegen. Er trägt dieselben Klamotten wie beim letzten Mal. Ist auch die gleiche Party. Aber eben ein Jahr später. Das Leben scheint also wirklich ein Kreislauf zu sein. Nur das Gespräch hat sich marginal verändert. Alles ganz schön postmodern, denke ich mir, schaue dem Biologen dann lang und tief in die Augen, während um uns herum die fremde Wohnung mit den wunderschönen Dachschrägen in kreischendem Chaos aus Hip-Hop und betrunkenen Menschen versinkt.

«Ja», sage ich laut. «Ich hab noch ein paar übrig. Weil ich die immer kaufe, wenn ich eine Ausrede brauche, damit keiner in meine Wohnung kommt.»

Er krümelt sich Gras und Tabak aus dem Gesicht, während die glasigen Augen präzise einen Punkt gefühlt zwei Meter hinter mir fixieren. Obwohl ich an einer Wand lehne.

«Ja krass», sagt er dann und schweigt wieder. Anscheinend hat ihn die Antwort so verwirrt, dass er erst mal darüber nachdenken muss. Oder er hat schlichtweg vergessen, über was wir vorher gesprochen haben. Mir ist das herzlich egal. Ich schätze, WLAN-Router kann man manchmal auch einfach wegschmeißen. Das ist nicht sonderlich aufwendig. Das kann man schaffen. Wegschmeißen ist das Umtauschen des depressiven Mannes. Ich lasse den Gedanken in meinem Kopf spazieren, mit dem alkoholfreien Bier in der Hand an weißen Putz gelehnt und den Blick über dieser Party, auf der ich mich noch unwohler fühle als vor einem Jahr schon.

«Ist das Leben eigentlich ein Kreislauf – oder nur eine geschickt getarnte Abwärtsspirale?», frage ich den Biologen, bevor er auch nur auf die Idee kommen kann, irgendwas von sich aus zu erzählen.

«Warum trinkst'n du alkoholfrei?» ist seine Antwort, die natürlich keine ist. Weil Gespräche auf solchen Partys nie den Gesetzen normaler Gespräche folgen, was einem aber erst auffällt, wenn man selbst nicht mehr trinkt. Immerhin kann man so gefahrlos Dinge antworten, die man sonst nie antworten würde. Alkoholentzug soll auch Vorteile haben.

«Weil ich Depressionen hab und ein hartes Alkoholproblem», sage ich also lächelnd im besten Plauderton.

«Heftig», sagt der Biologe.

«Was?», frage ich.

«Na, Depressionen und so. Heftig. Aber gut, dass du da drüber sprichst.»

Dass Leute sich aber auch immer den falschen Zeitpunkt aussuchen müssen, mir zuzuhören. «Kannst du nicht einfach ein besoffenes Arschloch sein wie jeder andere auch?», grummelt meine Depression. «Ich bin das nicht gewohnt, dass man mir zuhört. Hör auf, meine Erwartungen zu enttäuschen, da hängt mein Selbstbild dran.»

«Ja, äh», sage ich und viel mehr nicht, während ich extrem intensiv den Flaschenhals meines Bieres untersuche. Ich finde nichts, was groß genug wäre, sich zu verstecken. «Danke.»

Mein Blick springt hektisch durch den ganzen Raum und sucht bekannte Gesichter. *Bekannte Gesichter, bitte.* Aber er findet nichts und niemanden.

Wo bleibt Cem mit meiner exzellenten Ausrede, um das Gespräch hier zu beenden?

«Ich muss mal pissen», sagt der Biologe dann.

Pissen. Warum fällt mir so 'n crazy Shit nicht ein, ärgere ich mich und schaue dem Mann hinterher, wie er durch die Menschenmengen wankt. «Ausreden kann der sogar besoffen noch besser als du», flüstere ich zu mir selbst und bleibe wie ein auf dem Rastplatz vergessenes Kind etwas unschlüssig stehen.

Ich denke, dass ich mich eigentlich wohler fühlen sollte. Seit knapp einem Jahr tue ich was gegen meine Depression. Fuck, ich schlucke sogar beschissene Tabletten, und trotzdem gelingt es mir nicht, auf so einer bekackten Party Spaß zu haben. Mache ich was falsch? Oder sind die Partys einfach antiproportional schlimmer geworden? Bestimmt hängt irgendwo so ein globales Tobi-Stimmungsbarometer, und jede Party wird da ganz genau drauf eingestellt, damit alles immer schön gleich kacke bleibt. Das ist zwar ein Mordsaufwand, lohnt sich aber auf lange Sicht.

«Hat dir grad einer in die Eier getreten, oder warum schaust du so?»

«Hi, Cem.»

«Überlegst du auch, ob du dich umbringen sollst? Also, weil die Party so langweilig ist», setzt Cem schnell noch hinterher, «also, nicht wegen der Depression, meine ich.»

Ich biege meinen Mund zu etwas anderem. Vielleicht sieht das ja wie ein Lächeln aus. Alle behandeln einen so süß vorsichtig, wenn es um Depression geht. Obwohl *ernst nehmen* völlig ausreichend wäre. Wird sich alles einspielen.

«Ich bin nicht aus Zucker, Alter», antworte ich vielleicht etwas zu aggressiv. «Ich versteh das schon. Mein Humor ist nicht amputiert worden, weißte?»

«Was ist mit deinem *Tumor*?»

«Besser.»

So, eingespielt.

«Trotzdem werd ich mich jetzt verabschieden», raunt Cem in mein Ohr, als er sich unkoordiniert neben mir an die Wand lehnt. «Ich hab 'ne schwangere Frau zu Hause.»

Es scheint der Tag der guten Ausreden zu sein.

«Davon abgesehen», schleppen sich noch mehr Worte aus Cems Mund, «finde ich die Party ätzend. Und zwar so sehr, da brauch ich keine schwangere Frau für, um mich zu verabschieden.»

Dann tippt er mir etwas ungelenk mit dem Zeigefinger zärtlich ins Auge. «Entschuldige, das sollte deine Nase werden», und entschwebt erhaben meinem Sichtfeld.

Hätte ich nicht ohnehin schon massive Verlustängste, wäre spätestens jetzt der Zeitpunkt, welche zu entwickeln. Zu dem Gedanken möchte ich gern stilecht verklärt den Blick in die Ferne schweifen lassen – stille Wasser sind tief, melancholischer Schriftsteller liebt lange Spaziergänge am Strand und so was –, aber bevor ich auch nur anfange mit der Selbstinszenierung als leidendes Opfer, steht da Meret, und die macht mir die Freude am Opfersein echt zunichte.

«Na, wollteste mal wieder 'n bisschen vor dich hin leiden?»

Es gibt so Momente, da will man Leuten einfach eine reinhauen. Stattdessen ziehe ich nur eine Augenbraue nach oben und frage: «Wieso? Stört dich das in deinem Arschlochsein?»

Dann schiebe ich zu Emphasezwecken einen Mittelfinger zwischen uns. Das ist wie mit kleinen Kindern. Und Hunden. Die muss man sofort einmal mit der Schnauze in ihre eigene Scheiße döppen.

«Huiuiui, wir sind aber empfindlich», lallt sie etwas verschämt. «'tschuldigung. Wollt nicht fies sein. Dich nur 'n bisschen foppen.»

Dabei stupst sie ihre Schulter gegen meine und grinst sehr breit und schön.

«Ist okay», meine ich, «ich musste dir nur kurz Scheiße in die Nase reiben.»

Meret schweigt ein paar Sekunden und legt den Kopf schief, beschließt aber anscheinend, nicht weiter darauf einzugehen. Stattdessen purzelt ihr Kopf in eine weitere Schieflage und starrt mit mir gemeinsam ins Nirgendwo. Ich warte darauf, dass ich mich bedrängt fühle und meine Gedanken konfus werden, dass sie trudeln, abstürzen und in Flammen aufgehen, so wie sie das sonst immer tun, wenn mir jemand zu nahe kommt.

Dann warte ich ein wenig länger.

Hallo? Also, ich wäre dann so weit. Von mir aus kann ich jetzt wieder durchdrehen.

«Was ist?», fragt Meret, als ich anfange, nervös von einem Bein aufs andere zu pendeln.

«Ich warte darauf, dass ich verrückt werde», sage ich.

«Okay», sagt Meret, legt den Kopf noch etwas schräger und dann auf meine Schulter. «Sag Bescheid, wenn du fertig bist damit.»

Komisches Gefühl ist das. Kein Gedankentrudeln, keine unbestimmte Panik. Klar ist die Party immer noch furchtbar ätzend, aber davon abgesehen amüsiere ich mich prächtig, indem ich mit Meret auf eine weiße Wand starre.

«Soll ich mal 'n Witz erzählen?», fragt der Partybiologe in die Zweisamkeit und sprengt mich aus der Ruhe zurück ins Leben.

«Nein», sage ich.

«Schade», sagt der Biologe.

«Nein», antworte ich.

«Nur weil du depressiv bist, musst du anderen nicht die gute Laune verderben, weißte? Ich meine, du versuchst doch nicht mal, gut drauf zu sein.»

«Jau», sage ich, «da haste recht. Gut, dass mir das endlich einer sagt.»

Der Biologe äfft mich mit weit ausladendem Kiefer nach. «Stimmt doch», meint er dann zu Meret neben mir. «*Wir anderen* werden nämlich nicht einfach depri. Auch wenn du schlechte Stimmung machst. Das ist der Unterschied.»

«Der Unterschied ist eher, dass du keine Ahnung hast. Aber ich hab auch grad keinen Bock, darüber zu diskutieren.»

Er lacht etwas überheblich.

«Nee. Der Unterschied ist, dass wir die Zähne zusammen-beißen. MIR geht's heute auch nicht blendend, verstehste? Aber lauf ich durch die Gegend und heul rum: *Oh, ich bin depressiv, ich muss zum Onkel Doktor, weil meine Mami mich nicht liebhat?* Nee, mach ich nicht. Und weißte auch, war-um?»

«Ich bin SO gespannt darauf, was du JETZT sagst», resi-gniert es fast schon amüsiert aus mir heraus.

«Weil Leute wie ich – den Anstand haben, anderen mit ihrer schlechten Laune nicht auf'n Sack zu gehen. Verstehste? Weil ich mich eben nicht so anstelle und 'n richtiger Mann bin. Mein Gott, kotzt ihr mich alle an, die ihr zu faul seid, um einfach mal den Arsch zusammenzukneifen. Weißte, wer das dann nämlich ausbaden muss? Wir. Die da nicht so – wehlei-dig sind.»

So steht er wankend vor mir, gestikuliert fahrig mit der Bierflasche in Richtung Wand, und ich muss tief in mich gehen, sehr tief, also quasi durch-mich-hindurch tief, um ihm nicht hier und jetzt derart die Fresse zu polieren, dass er morgen denkt, er hätte sich mit 'nem Schraubenschlüssel die Zähne geputzt.

«Soso», sage ich stattdessen also. «Weißt du, ich glaube, das würde alles noch viel besser kommen, wenn du an der Stelle aufhören würdest, wo du sagst, dass du ein richtiger Mann bist. Ist ein ganz starker Schluss. Das danach fand ich jetzt eher nicht so gelungen, da fehlte mir persönlich ein bisschen die Steigerung. Da ließe sich bestimmt noch was kürzen. Aber dann wird das super, versprech ich dir!»

«Boah ey», antwortet mir der Biologe gewohnt eloquent, «dass ihr euch immer über alles lustig machen müsst. Könnt ihr denn nix ernst nehmen?»

Ich schaue mich um, nur um wirklich traurige Gewissheit zu haben, dass gerade anscheinend alle dieses umwerfende Gespräch verpassen, dass nur Meret und ich gerade Zeuge dieses seltenen Naturereignisses werden. Es ist Sonnenfinsternis, und keiner sieht hin.

«Gerade hast du dich noch beschwert, dass ich immer allen die Stimmung kaputtmache, und jetzt bin ich zu lustig und soll das alles ein bisschen ernster nehmen. Hab ich so richtig verstanden, oder?»

«Ja. Halt – für dich selbst.»

«Also soll ich Depressionen für mich selbst ernster nehmen?»

«Und uns nicht die Stimmung verderben, genau.»

«Jau», sage ich ruhig, «ich glaub, das ist 'ne gute Idee. Und ich glaube, für dich ist es 'ne gute Idee, jetzt zu gehen.»

«Pff», sagt der Biologe, während er abwinkt. Dann wendet er sich an Meret, die hochkonzentriert an eine Wand starrt und offensiv schweigt. «Alle krank. Ich geh tanzen.»

Dann nickt er ihr auf diese Art zu, die sagen soll, dass sie weiß, wo sie ihn später findet, wenn ihr nach Biologenwitzen zu zweit sein sollte, und marschiert wankend in Richtung Wohnzimmer.

«Ja», sagt Meret nach einer Schweigeminute für die Dummheit und danach noch: «Puh!» Mit diesem Laut lässt sie all die Luft, die sie während des ganzen Gespräches angehalten hat, aus sich herausfahren. Ihr Kopf schüttelt sich kurz, als müsse sie einen letzten Gedanken hinausschleudern.

«Passiert so was häufiger?»

«Nur, wenn ich mit Idioten darüber spreche», sage ich und nippe an meinem Bier, nur für den Effekt, für dieses erhabene Darüber-Hinwegsehen. Das muss man lernen, wenn man Depressionen hat.

«Aber warum?»

«Warum nicht?», unterbreche ich sie. «Soll ich mich jetzt irgendwie schämen oder so was?»

«Ja, nee, eigentlich nicht.»

«Nicht nur eigentlich nicht, sondern überhaupt nicht. Was machen die Leute immer für eine riesen Welle, wenn's darum geht, dass man ein bisschen verrückt ist? Also, dass man vielleicht nicht ganz so funktioniert, wie andere das tun? Ist das echt so beängstigend? Oder ist das Engstirnigkeit? Ich versteh's nicht, wirklich. Ich versteh's einfach nicht. Ich hab eine psychische Erkrankung. Kein ‹psychisches Problem›, und ich bin auch nicht ‹zart besaitet› und keine ‹Mimose›. Ich hab einfach eine Krankheit da, wo man eine Krankheit eben nicht sieht, sondern nur merkt. Und ich habe keinen Bock mehr auf irgendwelche Arschgeigen, die ungefragt auf mich zukommen und mir entweder verklickern wollen, dass eine Depression eigentlich keine Krankheit ist, sondern nur Ausdruck meiner eigenen Unfähigkeit oder

Unlust, oder mir sagen, ich solle doch bitte woanders krank sein und nicht durch meine offensichtliche emotionale Einschränkung für Unwohlsein in der Bevölkerung sorgen oder gar den Betrieb aufhalten. Genauso wenig Bock habe ich auf Internetkommentare wie: ‹Ich will ja nichts sagen, aber früher hätte man so was wie dich ertränkt und gut.› Hab ich keinen Bock mehr drauf. Ich bin nicht mal sauer, ich bin einfach nur genervt. Mich macht das nicht traurig. Sich ständig erklären zu müssen und behandelt zu werden, als würde man sich durchmogeln wollen – zum Kotzen ist das. Ich will auf die ganz sachliche Ansage ‹Ich habe eine Depression› einfach kein: ‹Ah, ich versteh schon, ich bin auch manchmal traurig. *Zwinker, zwinker*› hören. Und auch kein: ‹Wenn ich wegen einer Depression später oder gar nicht aufstehen muss – ich glaub, dann will ich auch Depressionen haben.› Das ist doch, als würdest du zu Wolfgang Schäuble sagen: ‹Na, wenn Sie sich mal nicht mit Absicht haben niederschießen lassen, damit Sie in der Oper nur die Hälfte zahlen, Sie Schlingel.› Ja, richtig, das wäre extrem daneben. Aber bei mir darf man das oder wie? Pfeif auf die hohe Suizidrate, weil die Depression alles auffrisst, was man irgendwie noch Leben nennen kann. Denn da sagt keiner: ‹Wow, wenn ich deshalb morgen nicht zur Arbeit muss – bring ich mich auch um.› Warum seid ihr Arschlöcher da nicht konsequent, hm? Versteh ich nicht, den Umgang, sorry. Ergibt einfach keinen Sinn für mich.»

Ich nehme einen langen, tiefen Schluck Alkoholfreies.

«Wollte ich mal gesagt haben», schiebe ich hinterher.

«Ja, okay», nuschelt Meret etwas kleinlaut. «Das ist verständlich. So hab ich – das noch nie gesehen.»

«Und das ist auch voll okay, das noch nie so gesehen zu haben. Aber man kann sich ja einfach mal ändern. Umdenken. Ist gar nicht so schwierig. Darf man nur nicht dumm sein für.»

Jetzt schauen doch ein paar Menschen zu uns herüber, fällt mir langsam auf. Die Musik läuft zwar noch, aber die Gespräche sind stiller geworden, während die Blicke über uns schweben. Aber, ganz ehrlich, das ist mir inzwischen erfrischend egal.

Diese komplette Party mit all diesen Leuten, die ich nicht wirklich kenne, die viel zu jung sind, viel zu besoffen und viel zu unerfahren, um auch nur im Ansatz etwas wahrhaft Interessantes von sich zu geben – brauche ich alles nicht. In was für einer Regelmäßigkeit die Erkenntnisse in letzter Zeit eintrudeln – toll. Da könnte ich mich fast dran gewöhnen, mein Leben auf die Kette zu bekommen.

«Mir ist das zu ätzend hier. Kommste mit?», frage ich.

Im Treppenhaus wird mir klar, dass ich das eher höflich denn ehrlich gemeint habe. Meret leider nicht, und so schlurfen wir gemeinsam langsam die Stufen herab bis vor das Haus, auf die Straße, wo unser Atem Wolken wirft. Kleine Schübe pusten aus Meret heraus, viel schneller als bei mir, und sie grinst etwas verlegen.

«Bringst du mich noch nach Hause?»

«Klar.»

Es sind nur knapp einhundert Meter, aber das ändert nichts. Meret hakt sich unter. Ihr bunter Mantel scheint dumpf im Laternenlicht, während wir die Straße entlanggehen.

«Und?», fragt sie mich, und ich kann den Herzschlag in ihrer Stimme hören. Ich halte die Luft an, so lange es geht, bis kurz vor ihrem Haus. Kurz vor ihrer Tür lösen sich unsere Arme, als sie stehen bleibt.

«Also», sage ich, und das ist alles, was ich bisher weiß.

«Na ja», rollt es etwas zu hart über ihre Lippen, «ich wollte wissen, na, das ist doof jetzt.» Sie lacht verschämt. «Eigentlich wollte ich dich fragen, wie das so ist mit dir und mir. Weil, na ja, du hast gesagt, du brauchst ein bisschen Zeit. Und also, ja.»

Sie lächelt, breit und offen, viel heller als ihr bunter Mantel. Und vor ihr stehe ich, vor dieser wirklich schönen Frau, die ich auch toll finde und die nicht blöd ist, eigentlich sogar sehr schlau, die mich aus irgendeinem Grund attraktiv findet und interessant und anziehend und all das, was es wohl braucht. Und mir geht das durch den Kopf und Gedanken an Einsamkeit und wie schön es wäre, geliebt zu werden, nicht allein zu sein, nicht heute oder irgendwann. Ich denke daran, dass ich Angst habe vorm Alleinsein und davor, allein zu bleiben, weil ich mich ohnehin nicht liebenswert fühle. Und ich denke all diesen seltsamen Scheiß, den ich eben denke, wenn ich mir selbst mal wieder richtig beschissen zureden will. Und ich frage mich, wie das wohl wäre mit Meret, wie ich das finden würde, jeden Morgen aufzuwachen neben dieser Frau.

Das wäre okay.

Und okay – *okay*, das reicht einfach nicht.

Und all das sage ich Meret, dass sie schön ist und klug und so viel mehr und dass ich mir wünschte, dass mein Gefühl anders wäre. Aber das ist es eben nicht. Und auch das ist *okay*. Eigentlich ist ganz schön vieles *okay*. Es ist okay, nicht jeden Menschen nehmen zu müssen, der einen will. Wirklich. Es ist okay, jemanden nicht zu wollen. Weil einen der andere will, ist einfach kein Argument. Das habe ich nie verstanden bis zu diesem Moment hier, unter der Laterne, mit Meret, die so viel sein kann für mich, nur eben nicht das, was sie sich gerade wünscht. Auch wenn das bedeutet, dass ich weiter allein in meine Wohnung heimkehre.

«Ich glaube», sagt Meret, während sie sich mit einer Hand über die glitzernden Augen fährt, «ich glaube, ich geh mal besser rein.»

Ihr Schlüssel zittert sich ins Schloss, die Tür schwingt auf, kein letzter Blick zurück. Das Treppenhauslicht erstrahlt genau in dem Moment, in dem die Haustür zuschlägt.

Kein besonders romantischer Ausgang, geb ich zu. Aber, na ja.

Ich ziehe weiter durch die Stadt in Richtung meiner Wohnung, fort von dieser Party, auf die ich nie wirklich gehen wollte. Nicht damals, nicht heute. Überquere eine Kreuzung und schlendere dann die letzten Meter an den parkenden Autos entlang, während meine Hand selbstvergessen an den Karossen vorbeifährt wie ein Flugzeug.

Pluto

Nebel liegt schläfrig auf dem Kanal, das Wasser sonntagsstill und glatt. Die Containerstadt, die sich hinter unseren Rücken bunt und rostig aufgebaut hat, bietet Schutz vor der bewegten Welt. Lene und ich spazieren den Kai des Industriehafens entlang, all den *Betreten verboten*-Schildern zum Trotz. Mein Fuß tritt ein kleines Stück Metall über den Rand der Kaimauer, und ein dumpfes Klatschen dringt leise durch den Nebel.

«Was ist das bloß für ein Typ?», frage ich. «Lass dich doch nicht verarschen!»

«Der ist eigentlich supernett, aber irgendwie ... kommt der immer nur zum Ficken vorbei.»

Lene ist ratlos, was diesen Mann angeht, der Jonas heißt und den sie bisher fast ausschließlich in der Horizontalen kennengelernt hat.

«Was kann der nur wollen?», fragt sie.

Dass die Antwort «nur ficken» lauten könnte, scheint ein zu sperriges Konzept für ihren Kosmos zu sein, da muss mehr dahinterstecken.

«Vielleicht ist das seine Art zu zeigen, dass er total gerne mit dir redet. Weißt schon, indem er genau das *nicht tut*. Damit will er dich auf 'ne falsche Fährte locken.»

«Jajaja», ruft Lene, die Augen weit aufgerissen, während sie mir ihren Ellenbogen in die Seite schiebt. «Ich hab das schon verstanden. Aber wäre doch mal schön, wenn's nicht so wäre.»

Ich lache rau in mich hinein und lege meinen Arm um Lenes warm eingepackte Schultern. «Ja, das wäre echt schön. Aber weißte was? Muss eben auch Idioten geben. Als Ausgleich zu uns, weil wir einfach coole Säue sind.»

«Danke, Papa.»

«Halt's Maul.»

Am Ende der Kaimauer kramt Lene beiläufig einen Joint aus ihrer Zigarettenschachtel.

«Was ist'n jetzt mit dir und Meret?»

Ihr buntes Haar quillt unter einer grauen Wollmütze auf ihren dunkelroten Mantel, und sie muss es hinter ihre Ohren schieben, als sie sich über ihr Feuerzeug beugt, um dann einen ersten Zug aus der Tüte tief in ihre Lungen zu ziehen. Grasgeruch rauscht durch meinen Kopf, und ein vertrautes Lächeln streift mein Gesicht, ganz kurz.

«Ach, keine Ahnung», murmle ich. «War die letzten Wochen nicht in der *Blume*. Ist ihr vielleicht auch ganz recht so.»

Lene nickt abwesend, bevor sie sanft den Rauch aus ihrer Lunge gleiten lässt.

«Ist schön, mal wieder mit dir unterwegs zu sein.»

«Find ich auch.»

Den Joint zwischen zwei Finger geklemmt, wird sie jetzt weiterlaufen und nicht mehr daran ziehen, bis sie ihn irgendwann zurück in die Schachtel steckt. Ich kenne das schon, und ich mag das an ihr, diese Fähigkeit, die Dinge nicht sofort zu Ende bringen zu müssen.

«Wie geht's denn dir eigentlich so?», fragt sie nach einer Weile.

«Puh», sage ich. «Weiß ich nicht. Okay, schätze ich.»

«Also läuft das gut mit der Therapie und den Tabletten?»

«Ja, läuft ganz gut. Ich fühl mich – ja, irgendwie okay halt.»

Lene lächelt mir über ihre Schulter zu, während ihre

Schritte sicher den kleinen Pfad zwischen den Containern entlangschleichen.

«Find ich gut. Das hast du lang nicht mehr gesagt. Dass es okay ist.»

Dann dreht sie den Kopf wieder nach vorn, und wir bleiben wortlos, eine Zeitlang. Aber es ist kein unangenehmes Schweigen, sondern ganz wunderbar zufriedene Stille, in der nichts gesagt werden muss. Nur unser leiser Atem ist zu hören und der dumpfe Hall unserer Hände, die sich an leeren Containern entlangtasten. Die Bahngleise übersteigen wir, lassen uns an ihnen entlang durch den kalten Winternebel treiben, bis wir die Straße erreichen.

«Hall of Fame?», fragt Lene, und ich nicke in meinen Schal hinein.

«Vielleicht ist ja was Neues da», sage ich dabei.

«Aber sicher», wirft mir Lene fast entrüstet entgegen. «Wie lange warst du jetzt nicht da?»

«Ein Jahr?»

«Nee, stimmt», feixt Lene. «So schnell ändern sich Graffiti ja nicht. Ist bestimmt alles beim Alten.»

Kopfschüttelnd bahnt sie sich ihren Weg durch sterbendes Gebüsch hindurch auf ein Loch im ewigen Bauzaun zu. Wurzeln und Steine und Gleise scheinen gleichermaßen den Boden zu bevölkern. Lebendig verkommend und unsagbar schön tut sich dieses Gemisch vor mir auf, jeder Schritt vorbei an den Backsteinwänden weiter hinein knarzt und knackt. Ich stolpere fast, als sich mein Fuß in einer Schlingpflanze fängt, die zwischen den Schienen döst wie eine Schlange in der Sonne.

Ich habe das nie verstanden. So viel wurde hier zurückgelassen, einfach so. Man hat das stehen und zuwachsen lassen, eine ganze Bahnanlage mit riesiger Industriehalle daran, und die Menschen haben irgendwann einfach vergessen, dass sie je da war. Da steht ein Wald auf Bahnschienen mitten in der Stadt, und niemand kommt hierher außer den Sprayern und Fotografen und Obdachlosen. Der Ort ist ein offenes Geheimnis, ein Denkmal fast, eine ungesehene Sehenswürdigkeit meiner Stadt. Wir schlagen uns durch, auf die große Halle zu, wohin früher die Züge fuhren, um stillzustehen und auszuruhen. Meine Schulter schabt etwas am Backstein entlang, als wir über die Schwelle treten. Groß und schwarz breitet sich der Hallenboden vor uns aus, durchzogen von Gräben und riesigen Becken kreuz und quer, ein Minenfeld aus Fallgruben. Die gigantischen Fensterwände sind stumpf-gesprüht, jeder Stein tapeziert mit Graffiti, meterhoch ragen bunte Schriftzüge miteinander um die Wette. Alles ist so lebendig, so viel lebendiger, als ich mich lange Zeit gefühlt habe, denke ich mir. Von jeder Seite funkelt Farbe gegen den dunklen Dreck am Boden an.

«Fuck», sage ich wie jedes einzelne Mal, wenn ich hierher-komme, und lege dabei den Kopf in den Nacken, um bis hoch an die Decke zu staunen. Ich habe das vermisst, wird mir klar. Vermisst, unterwegs zu sein. Vermisst, die Dinge zu ent-decken. Ich habe meine Neugier vermisst, die Begeisterung und Abwechslung. Ich bin eingesperrt, auch jetzt noch, in diesem Kopf, den ich auf den Schultern tragen muss, den ich nicht umtauschen kann. Aber es rüttelt in mir, rüttelt an irgendwelchen trägen Gitterstäben aus Dingen, die mir pas-siert sein müssen, die mich so haben werden lassen, wie ich bin. Und ich kann das spüren.

Nach einem halben Atemzug Neugier und Begeisterung macht irgendetwas wieder dicht in mir, verschließt mich schnell und flüstert, dass das genug sein muss. Ich weiß nicht, warum. Nach all der Therapie, all der Erkenntnis, den Tabletten, den Gesprächen – weiß ich ums Verrecken immer noch nicht, warum ich eigentlich so bin. So leer. Gefühlstaub. Warum ich nichts in mir vertrauen kann und will. Warum ich Depressionen habe. *Warum, verfickte Kackscheiße? Ist doch eigentlich keine ganz so schwere Frage, oder?*

Anscheinend ja schon. Oder aber ich habe sie nicht oft genug gestellt.

Mein Fuß wühlt durch den schmierigen Staub am Boden, während ich mich hin und her wiege. Da ist so viel, was ich sehen will hier und verstehen will in mir.

«Lene!», rufe ich in die Weite der Halle hinein. Meine Worte prallen von den Wänden und den gesprungenen Fenstern.

Sie schaut zu mir herüber von einer knallgelben Fläche, und mit schnellen Schritten haste ich zu ihr hinüber, über den ganzen Schrott, der hier herumliegt.

«Weißt du», bin ich außer Atem, «warum eigentlich?»

«Hä?»

Ich muss mich sammeln, atmen. Dafür brauche ich ein paar Sekunden, die Lene mich sehr verwundert anstarren kann, und es kostet immer noch viel zu viel Kraft, in diesen Blicken keine Enttäuschung oder Ablehnung zu lesen, keine Untertitel hinzuzudichten.

«Sorry», werde ich dann endlich los, «ich war mit den Gedanken schon weiter. Also jedenfalls: Mir ist aufgefallen, dass ich immer noch nicht weiß, *warum* ich eigentlich Depressionen habe. Irgendwie irre, oder?»

Lene zögert.

«Irgendwie gar nicht», meint sie, «ich meine, kann man so was wissen? Ist jetzt die Frage. Lässt sich das rausfinden?»

«Ja, weiß nicht. Bestimmt. Muss man eben graben.»

«Zweite Frage ist dann: *Muss* man das rausfinden?»

«Na ja. Also, eigentlich glaub ich schon.»

Ich kratze mich am Kopf.

«Also, ja, doch. Ich meine, ich bin doch nicht ohne Grund so. Und wenn ich den Grund weiß, kann ich vielleicht was dran ändern, verstehst du? Ich meine, klar, Vergangenheit lässt sich nicht hinbiegen. Aber ich glaube, meine Sichtweise darauf, die kann ich ändern. So was in der Art hat mein Therapeut mal gesagt.»

«Der mit den fickenden Plüschtieren.»

«Ja. Kompetenter Mann, auch wenn das anders wirkt, wenn man nur das mit den Plüschtieren erwähnt. Ist aber egal. Wichtig ist doch – ach, Kack. Jetzt hab ich den Faden verloren.»

«Du wolltest wissen, warum du Depressionen hast. Aber mal ganz ehrlich: Weiß man das wirklich nicht? Ich meine, es muss doch irgendwas geben, wo du weißt: *Ui, das war schlimm. Da krieg ich jetzt Depressionen von.* Ich meine, na ja, irgendwie so halt.»

Lene lacht. Ich auch.

«Ja, dachte ich auch. Da müsste man sich dran erinnern. Aber ich hab viel nachgedacht, und ich finde nichts. Also echt, nichts, was annähernd irgendwie groß genug wäre. Das ist so deprimierend.»

«Da wünscht man sich doch was Handfestes. Schlimme Eltern oder so.»

«Ja, das wäre total schön, wenn ich schlimme Eltern hätte.»

Die Aussage bleibt einen Moment lang ganz allein in dieser Halle stehen, bevor sie sich beschämt aufmacht, in unserem Gelächter unterzugehen.

«Aber mal im Ernst», meint Lene dann, «wie willst du das denn rausfinden?»

«Ach, kein Plan. Wie ich meinen Therapeuten kenne, wird das mal wieder auf *Reden* hinauslaufen. Ich hab da langsam, aber sicher echt keinen Bock mehr drauf. Also, so richtig keinen Bock mehr. Die soll endlich fertig werden, die Depression.»

Halbherzig trete ich eine leere Spraydose weit in die Halle hinein. Lene fährt mit ihren Fingern über den Mund und dreht einen imaginären Schlüssel, den sie über die Schulter wirft, während sie die Lippen aufeinanderpresst. Ich grinse so breit, dass sich meine Augen schließen.

Keine Ahnung, ob man wirklich über alles reden muss. Ob man alles wissen muss. Vielleicht schon. Ich glaube, das ist eine Sache, die kann man machen: rausfinden, woran das liegt mit den Depressionen. Aber so ein Grund ist wahrscheinlich ebenso gut und schlecht versteckt wie diese Halle hier. Man weiß die grobe Richtung, aber erklären kann man es nicht direkt, da muss man jemanden mitnehmen und ihm das zeigen. So wird das bei mir auch sein, denke ich. Dieser ganze Psychokram ist ja immer hochgradig offensichtlich, so im Nachhinein. Vorher allerdings ist der eben leider das Bernsteinzimmer. Auch wenn die Metapher gar keinen Sinn ergibt. Genau *deswegen* passt die so gut. Aber man muss es eben finden, das bekackte Bernsteinzimmer, sonst wird das alles nichts.

Ich will das alles zurück, ich will die Neugier, die Leidenschaft und das Erstaunen, will den ganzen Kram, auf den ich so lang verzichtet habe, ohne es zu merken. Alles habe ich aufgegeben ohne Gründe, abgewöhnt, weil all die Neugier und Lebendigkeit nur stört, wenn man den ganzen Tag depressionsbedingt *dringend* im Bett liegen muss. Aber vielleicht, vielleicht ist jetzt langsam wirklich mal Zeit.

«Komm schon, warum hab ich Depressionen?», frage ich also forsch in mich hinein.

«Bitte warten», antwortet mein Herz mechanisch. «Sie werden mit der nächsten freien Antwort verbunden. Bitte warten. Geben Sie nicht auf.»

Diplomatische Beziehungen

Meine Depression und ich sitzen im Wohnzimmer. Es ist ein heller Wintertag mit strahlender Kälte vor der Tür.

«Zu kalt für die Containertour», schreibt Lene. «Aber nächste Woche wieder?»

Diese Spaziergänge wachsen sich langsam, aber sicher zu einem regelrechten Ritual aus.

«Finde ich gut», schreibe ich zurück, nippe an meinem Kaffee und betrachte meine Depression, die mir gegenüber auf der Couch sitzt und in einer Zeitschrift blättert.

Egal – das Magazin für Depressionen. Jede Woche 55 komplett leere Seiten. Gibt's auch im Abo.

«Du, hör mal», sage ich. «Wir müssen reden.»

Die Depression schaut kurz auf. «Also, wenn du mit mir Schluss machen willst – vergiss es. Erlaube ich nicht.»

«Wie, erlaubst du nicht?»

«Na, erlaube ich nicht. Ich bleib hier. Du kannst mich doch nicht einfach so aus unserer gemeinsamen Wohnung werfen. Nach all den Dingen, die wir miteinander erlebt haben. Bedeutet dir das alles nichts?»

«Nein. Nichts.»

«Krass. Ist ja kein Wunder, dass *dich* keiner liebt.»

«Ich weiß, das ist ein voll witziges Thema und alles, aber mal ernsthaft, ich hab nachgedacht.»

Meine Depression starrt desinteressiert aus dem Fenster und lümmelt weiter auf der Couch herum.

Sieht mir ähnlich, denke ich und stehe auf, um irgendwelche Süßigkeiten aus der Küche zu holen.

«Lebkuchen!», ruft meine Depression mir aus dem Wohnzimmer hinterher.

«Hab ich nicht!», rufe ich aus der Küche und schiebe die Schachtel *Original Nürnberger Lebkuchen* langsam zurück in das Regal. Gummibärchen zum Beispiel finde ich reichlich ätzend, denke ich mir.

«Was hältst du von Gummibärchen?», frage ich ins Wohnzimmer.

«Nee. Mag ich nicht.»

«Ich geh mal kurz einkaufen», rufe ich und stürme energiegeladen aus der Wohnung Richtung Supermarkt.

Man muss so einer Depression einfach nur konstant zu verstehen geben, dass man keinen Bock auf sie hat, dann verschwindet die bestimmt irgendwann. Aber: Denkste! So eine Depression ist ein beschissener Mitbewohner mit separatem Mietvertrag. Den bekommst du nicht raus. Ich kann mich noch so asozial aufführen, meine Depression stört das nicht, die findet das eher gut.

Meine bisherigen Problemlösungsstrategien greifen da nicht, denke ich. Das ist nicht wie 'ne Freundin, die du so lange passiv-aggressiv nerven kannst, bis sie dich verlässt. Und auch da wäre eine neue Herangehensweise durchaus mal Phase, Keule. Es sei denn, du willst alle zwei Jahre so einen Atomschlag wie bei Ute. Das kannst du ganz gut. Das hast du drauf.

Entschlossen stapfe ich aus dem Supermarkt zurück die Stufen zu meiner Wohnung empor, schließe die Tür auf und knalle eine Tüte Gummibärchen auf den Tisch.

«Hier, ich hab Gummibärchen gekauft. Extra für dich.»

Entrüstet bäumt meine Depression sich auf.

«Aber ich hab doch gesagt, dass ich die nicht mag.»

«Ich weiß. Genau deshalb ja.»

Die Depression schaut grimmig und lässt sich in Zeitlupe zurück gegen die Sofalehne sinken, bevor sie mich herausfordernd ansieht.

«Also, du wolltest reden», sagt sie dann und greift nach den Gummibärchen.

«Ja», antworte ich und zerre mit einer Hand einen großen Klumpen verfänglich zusammenklebender Gummibären aus der Tüte, um ihn umständlich über den halben Tisch neben meine Kaffeetasse zu schleifen.

«Das geht so nicht weiter mit uns», sage ich schließlich und stochere ein wenig mit dem Zeigefinger in der Gummibärchenorgie herum. «Irgendwie kommen wir so, wie das jetzt läuft, nicht wirklich voran.»

«Wie meinst'n das?», fragt meine Depression schnippisch.

«Na, irgendwie machen wir uns das Leben ziemlich zur Hölle, finde ich.»

«Eigentlich mache nur ich dir das Leben zur Hölle. Mir persönlich – geht's super.»

«Du bist genauso spitzfindig wie mein Therapeut. Ihr würdet wahnsinnig gut zueinander passen. Soll ich euch mal vorstellen?»

«Versuchst du das nicht schon die ganze Zeit?»

Einatmen. Ein paar Gummibärchen den Kopf abreißen. Ausatmen. Dann geht's wieder.

Die Köpfe werfe ich mir in den Mund, während ich die Körper der enthaupteten Gummibären vor mir auf dem Tisch zum Mahnmal aufreihe. Diese Gespräche mit mir selbst nehmen wirklich immer bizarrere Formen an. Ist bestimmt ein Anzeichen, dass ich psychisch in Topform bin.

Die Depression mustert fasziniert meine Zombiearmee aus

Fruchtgummi. «Ich sehe, du meinst das ernst mit diesem Wir-müssen-reden-Kram.»

Ich nicke.

«Wie ich das einschätze, hängen wir beide hier fest», sage ich. «Ob wir wollen oder nicht. Und ich hab einfach keine Lust und keine Kraft mehr, jeden Tag diesen Rosenkrieg zwischen uns durchzuziehen. Weißt du, Ute und ich, wir haben uns dann einfach getrennt. Aber das wird mit uns beiden hübschen hier so nicht laufen, verstehste? Diese Luxusoption haben wir nicht.»

Ich stehe auf, schlendere ein wenig zielfrei durch mein Wohnzimmer, während ich mein Regal mustere. Es ist gar nicht mehr so tierisch unordentlich hier. Sogar die benutzten Teller habe ich weggeräumt. Fast alle. Zugegeben, nur ein Zimmer weiter in die Küche. Aber da stehen die nun immerhin schon in der Spüle, und es ist nur noch ein ganz, ganz kleiner Schritt, mich aufzuraffen und die tatsächlich zu spülen. Früher hätte ich mir dafür Urlaub genommen. Heute kann ich so was an einem Tag schaffen. Zehn Teller spülen. Wahnsinn, was Therapie und Medikamente doch bringen. Wenn ich damit zehn Jahre weitermache, bin ich vielleicht so weit, nie wieder irgendwo was rumstehen zu lassen. Vielleicht darf ich mich dann endlich erwachsen nennen. Das wäre ziemlich lässig, sich erwachsen zu fühlen, weil man seine Teller direkt gespült hat und im Kühlschrank seit Jahren nichts mehr zum Leben erwacht ist. Andererseits: Vielleicht bin ich auch einfach unordentlich. Obwohl mir das mit der Depression und zehn Jahren Therapie besser gefällt, als Ausrede. Denn: Wer hat bitte Zeit fürs Aufräumen?

Andererseits …

«Du, ich glaub, ich spül jetzt diese Teller hier», rufe ich ins

Wohnzimmer. Auch für mich ist dieser spontane Tatendrang sehr überraschend und ungewohnt.

«Wag es bloß nicht!», zischt mir die Depression angespannt ins Ohr.

«Ach, komm», murmle ich zurück. «Was soll schon groß passieren? Wir spülen die paar Teller, dann gehen wir zurück ins Wohnzimmer, und ich heul ein bisschen rum, dass ich nix geschafft kriege.»

«Ja, okay. Das ist fair.»

Wir spülen. Also, ich spüle, und die Depression steht daneben und nervt mich nicht, was aber in etwa auf dasselbe hinausläuft. Nach ein paar Minuten verzieht sich das Wasser zurück in die Leitungen und wir wieder ins Wohnzimmer.

«Ach Mann. Ich bekomme gar nix geschafft», sage ich dann derart hölzern-unglaubwürdig, als würde ich für die Rolle des namenlosen Autofahrers bei *Alarm für Cobra 11* vorsprechen. Für den *ohne Text*. Aber selbst dafür wäre das wohl nicht überzeugend genug.

«Ach, komm schon», setze ich also hinterher, «ein bisschen Spaß musst du auch verstehen. Und ich fühl mich viel befreiter. Da kann ich auch später wieder ein bisschen phlegmatisch in der Gegend rumsitzen und Dinge scheiße finden. Oder was auch immer du sonst noch so geil findest.»

«Nee, ist schon okay», schnappt die Depression. «Ich merk schon, wenn ich verarscht werde.»

In solchen Momenten bin ich immer sehr froh, dass ich alleine wohne.

Typ sitzt auf der Couch und kränkt seine Krankheit. Während er Gummibärchen enthauptet.

Warum der Typ die Krankheit nicht einfach rausschmeißen kann, hat er sich schon oft gefragt. Andere haben tausend Wege gefunden, wie sie es anstellen würden, wenn sie müssten, aber sie müssen eben nicht. All das löst nicht das Problem, dass da jemand auf der Couch sitzt, der da bitte nicht sitzen soll. Einbrecher kann man schließlich auch nicht wegdiskutieren. Eigentlich hat man nur zwei Möglichkeiten, wenn man nachts ins Wohnzimmer geht, das Licht anknipst, und da steht einer: Entweder du haust dem aufs Maul. Was aber häufig schiefgeht, und dann haste den Salat. Oder aber du sagst: «Mensch, auch hier?», und hilfst ihm dabei, die Wohnung auszuräumen.

Weg ist dein Kram so oder so. Du kannst dich aber entscheiden, wie viel Kontrolle du behältst, denke ich. Mit Depressionen ist das vielleicht noch ein bisschen anders. Aber auch da stecke ich jetzt gerade in einer Situation, an der ich konkret nicht viel ändern kann.

Das ist mal eine Erkenntnis, klopfe ich mir selbst auf die Schulter. Du hast halt die Arschkarte Depression gezogen. Damit musst du klarkommen.

«Aha», triumphiere ich meiner Depression entgegen, die in der langen Gesprächspause leider ein bisschen weggedöst ist. «Klarkommen!»

«Ja», murmelt die schlaftrunken, «sagst du doch schon die ganze Zeit. Das ganze letzte Jahr über: *Ich muss mal klarkommen.* War 'n bisschen öde.»

«Nee, nee. Nicht *ich*. Du auch, Diggi. Wir, quasi. *Wir müssen erst mal miteinander klarkommen.*»

Es klatscht. Der Satz ist eine Ohrfeige für uns beide, und zwar eine, die uns so richtig auf den Arsch fegt. Ganz benommen reiben wir die Wangen, schauen nach oben, wer uns beiden gerade eine geklatscht hat. Es ist nicht Gott. Es ist nur mein Verstand, der uns anschaut, als hätten wir uns zu laut vor seinem Zimmer gestritten, während er versucht, ein bisschen Schlaf zwischen zwei Nachtschichten auf Zeche zu bekommen. Dann nickt er kurz und nachdrücklich, bevor er die Tür laut krachend ins Schloss wirft. Meine Depression und ich sitzen schockstarr still.

«Du meinst, wir sollen – so was wie Freunde werden?»

«Ich geh da jetzt nicht rein und frag nach», sage ich und deute auf die Tür, hinter der der Verstand verschwunden ist. «Und ob man das gleich so drastisch ausdrücken muss, ‹Freunde› – weiß ich nicht. Aber etwas in der Richtung. Ja, ich glaube schon. Ich meine», meine Hand wedelt unbestimmt durch die Gegend, «das alles hier, mich strengt das an. Mich müde fühlen, obwohl ich eigentlich nur überfordert bin. Angst haben vor dem Draußen, obwohl ich nur Schiss habe, festzustellen, dass ich niemanden mehr kenne, der was mit mir unternehmen wollte. Mir konstant diese beschissenen Gummibärchen vorzusetzen, obwohl ich extrem geilen Lebkuchen in der Küche habe.»

«Mann, bist du ein Arschloch», unterbricht mich meine Depression.

«Ja, natürlich bin ich ein Arschloch, aber vor allem zu mir selbst, verstehste? Weil ich mir konstant einrede, dass ich nichts anderes verdient habe außer beschissenem Weingummi, das ich zum Kotzen finde. Und ich hab auch keinen Bock mehr, jeden Tag extra dafür einkaufen zu gehen, nur damit ich mir selbst etwas ganz besonders Schlechtes tun kann.»

«Das machst du aber wirklich gut, dir Schlechtes tun», wirft meine Depression dazwischen. «Also, Kompliment.»

«Ich hab ja auch nichts anderes gelernt in den letzten Jahren», schieße ich zurück und starre auf meine Gummiarmee kopfloser Bären. «Ich hab mir selbst immer wieder beigebracht, dass es total normal ist, Aufwand zu betreiben, damit es mir scheiße geht. Welcher normale Mensch macht das denn bitte? Kein Wunder, dass mich alle für verrückt halten. Da hab ich keine Lust mehr drauf und keine Kraft mehr zu. Ständig gegen dich anzurennen, jeden Tag und jede verschissene Stunde meines Lebens. Das reibt auf. Jeder guten Sache in meinem Leben hast du dich in den Weg gestellt, und ich habe wie ein Blöder geschoben, weil ich nicht aufgeben wollte. Aber du bist immer stärker gewesen. Und dann hast du woandershin gezeigt, auf den blöden Teller Gummibären zum Beispiel, und hast gesagt: ‹Hier, den kannste haben, der ist genehmigt, das ist das, was dir entspricht. Du bist voll der Gummibärchen-Typ.› Und ich habe das irgendwann geglaubt. Weil das viel einfacher war und ich nicht mehr gegen dich kämpfen musste. Du hast es geschafft, dass ich wirklich dachte, dass es nur noch dieses eklige Weingummi gibt, dass das Leben immer so schmecken muss. Fuck, du hattest mich so weit, dass ich gedacht habe, du beschützt mich, indem du mich davon abhältst, irgendetwas zu tun, was mich eine Weile glücklich macht. Weil es ja schiefgehen könnte.»

«Na ja», sagt die Depression etwas kleinlaut, «aber du weißt schon, dass genau das eben mein Ding ist, oder?»

Resigniert schnippe ich Zombiebärchen über den Tisch auf den Teppich.

«Wäre halt viel einfacher, wenn wir mal nicht gegeneinander anschieben würden. Sondern miteinander. Weißte?»

«Miteinander? Alter, du weißt, dass ich das nicht kann. Und nicht will.»

«Dann wenigstens nicht gegeneinander. Waffenstillstand. Anerkennung der Position des anderen. Ländergrenzen ziehen. Wir müssen nicht eine Nation werden. Aber Nachbar-staaten ohne Krieg. Das wäre schön. Da könnte ich einmal durchatmen und vielleicht irgendwann darauf kommen, was bitte schön dein Problem ist, dass du mir jeden Tag das Leben zur Hölle machen musst.»

«Bin ich in dem Bild von vorhin eigentlich der Einbrecher?»

«Äh, sicher.»

«Aber bei dir gibt's doch gar nichts Wertvolles zu holen.»

Ich muss ein letztes Mal den Kopf schütteln. Wie andere Leute es mit mir aushalten, ist mir ein Rätsel, wenn mich meine eigenen Selbstgespräche schon nerven. «Ist doch völlig egal», sage ich ungeduldig.

«Was ist jetzt? Freunde?»

Die Depression grinst über den Tisch herüber. Ich schnippe ein letztes kopfloses Gummibärchen an ihr vorbei.

«Und was hab ich davon?», fragt sie im Plauderton.

«Keinen Krieg mehr. Und keine Gummibärchen.»

Sie lächelt.

«Ich denk drüber nach», sagt sie dann. «Ich denk drüber nach.»

Ein Mann mit Hang
zur Emotion

«Das Wetter ist eher nicht so schön heute, oder?»

«Kommt drauf an», sage ich, während ich meine Jacke aus-
wringe, «was für 'n Verhältnis Sie zu Eisregen haben. Wenn
Sie drauf stehen, dass Ihnen beim Nasekratzen die Hände
abfallen, ist das schätzungsweise Ihr Paradies da draußen.»

«Ja, ich seh schon», sagt mein Therapeut, während er einen
Schritt von der Pfütze zurückweicht, die sich gemächlich um
mich herum ausbreitet. «Es regnet wohl.»

«Sagen wir: Es regnet *unter anderem*. Noch Heuschrecken
und den Tod aller Erstgeborenen, dann haben wir die zehn
Plagen voll. Müssten wir quasi nur noch aus ägyptischer
Sklaverei befreit werden, aber da kannste bei so einem Wetter
lange drauf warten. Denn dass da ein Prophet vor die Tür geht,
halte ich für unwahrscheinlich.»

«Aber schön, dass *Sie* vor die Tür gegangen sind, Herr
Katze.»

«Na, ich bin ja auch verrückt.»

Mein Therapeut kneift lächelnd die Augen zusammen.

«Ich hol Ihnen mal ein Handtuch.»

«Oder wir machen das heute draußen», rufe ich ihm aus
dem Flur hinterher. «Das hätte auf jeden Fall dramatischen
Endzeitcharakter.»

Die Schuhe schmatzen und triefen, als ich sie ausziehe.
Dann lasse ich sie unter die Heizung im Flur treiben, während
ich mich auf feuchten Socken ins Behandlungszimmer schleiche. Ein Farn umarmt mich zur Begrüßung. Wir kennen uns.

Meine Füße sinken in den warmen Teppich, der immer noch verzweifelt versucht, die Farbe Grün durch die Vermischung diverser Brauntöne zu imitieren. Mit unzufriedenstellendem Ergebnis. Aber das weiß der Teppich, und der Teppich weiß, dass ich das weiß, und wir reden nicht darüber. Dinge können sehr einfach sein.

Mit beiden Händen reibe ich durch meine unter Wasser stehenden Haare, und feine Wasserfäden spinnen sich in alle Richtungen des Raumes. Vergeblich versuche ich, mir so etwas wie eine Frisur zurechtzulegen. Funktioniert nicht. Hat aber bisher auch an keinem anderen Tag in meinem Leben funktioniert. Warum sollte das auf einmal anders sein? Ich wische die klammen Hände an meiner durchgeweichten Cargohose etwas weniger feucht und lasse mich gemächlich in meinen Sessel sinken. Es ist immer wieder ein Ankommen, jedes Mal aufs Neue. Ich schließe kurz die Augen, eine Sekunde nur, damit mein Verstand den Körper einholen kann.

Mein Therapeut wirft mir unbeschwert ein Handtuch in die Arme, bevor er die Tür schließt und sich im Sessel gegenüber etwas zu schnell niederlässt. Sein Körper und der Sessel federn ein bisschen nach, während ich das Handtuch um meine Schultern lege. Dann merke ich, dass das ziemlich bescheuert aussehen muss, und breite es über meinen Beinen aus. Macht es nicht besser. Eher schlimmer. Ich rolle es zusammen und weiß nicht, wohin damit. Also tupfe ich mir aus lauter Verlegenheit etwas die Arme und dann noch mal das Gesicht, aber auch dabei fällt mir nichts ein, und so bleibe ich mit dem Handtuch zwischen den Bewegungen stecken, halte es halb an mir. Zwischen fremdem Baby und heißem Kochtopf gefangen, hängt es da und weiß nicht so recht, wie ihm geschieht.

«Legen Sie's auf die Heizung», sagt mein Therapeut und

muss ein Lachen unterdrücken. Er deutet links von sich auf einen Heizkörper, der mir vorher nie aufgefallen ist.

Ich zögere kurz.

«Hätten Sie was dagegen, wenn ich meine Socken auch darüberhänge? Die sind ganz frisch, versprochen!»

Fast schon großväterlich nickt er und zieht einen Mundwinkel weit nach oben.

«Nicht, dass Sie noch krank werden.»

Recht hat der Mann. Wäre nicht auszuhalten, wenn ich mir eine Erkältung einfinge. Da würde ich ja tagelang im Bett liegen und mich beschissen fühlen und nichts geschafft bekommen. Hartes Schicksal, so was. Ein Glück, dass *der* Kelch an mir vorbeigegangen ist.

Ich pule mir die Socken von den Füßen und genieße das Gefühl, als sie kurz nach Luft zu schnappen scheinen. Überall an mir gibt es dieses Gefühl, wenn ich mir nasse Kleidung vom Leib ziehe, dieses kurze, kalt-warme Gefühl von frischer Luft, die ewig schon an meine Haut will und jetzt übermütig darf. Das ist wie der erste, panische Atemzug, wenn man auftaucht und wieder lebt.

Majestätische Herden von Plüschelefanten begleiten mich stumm ein Stück des Weges zur Heizung und zurück, um dann zu meinen Füßen zu verweilen.

«Warum haben Sie eigentlich so viele Kuscheltiere hier? Tut mir leid, aber ich frage mich das schon seit – immer.»

Mein Fuß tippt einen blauen Elefanten aus dem Gleichgewicht, und mein Therapeut schaut mir aufmerksam dabei zu.

«Was bedeuten sie denn für Sie?», fragt er.

«Heimat», sage ich, bevor ich überlegen kann. «Zuhause.»

«Na, dann passt das doch für Sie, oder? Ein Stückchen Heimat.»

«Ja, vielleicht», murmle ich nachdenklich. Mein Blick ist immer noch beim Elefanten, wie er da im Gras liegt zu meinen Füßen und sich die Sonne der Deckenlampe auf den Bauch scheinen lässt.

«Aber wir wollen heute nicht über Plüschtiere reden», fährt mein Therapeut fort. «Ich glaube, da würde Ihre Krankenkasse nicht mitspielen.»

«Ja, nee. Die sind da eher bodenständig, was das angeht.»

Wir grinsen.

«Worüber reden wir denn heute?», frage ich.

«Na, das müssen Sie mir sagen.»

«Ach, Mist», rauscht es aus mir hervor, während ich demonstrativ den Bart an meinem Kinn kratze, «ich hatte gehofft, dass Sie eine gute Idee hätten. Vielleicht könnten Sie eine ganz simple Frage aufwerfen, die dann eine ganz simple Antwort hat. Das fänd ich zur Abwechslung mal sehr gut. Auf die schwierigen Fragen, die ich mir immer stellen soll, da finde ich nämlich ums Verrecken keine Antworten drauf, und wenn ich ehrlich bin, nervt mich das langsam.»

Etwas mitleidig schaut mein Therapeut über seinen Notizblock hinweg zu mir herüber. Keine Ahnung, ob er schmunzelt oder grinst.

«Ach, Herr Katze. Finden Sie denn nicht, dass Sie große Fortschritte gemacht haben?»

«Ja, schon. Ich meine, ich habe diese Teppichfarbe hier ausgehalten – all die Zeit, ohne auch nur einmal Suizidgedanken zu entwickeln. Das hätte ich ohne Ihre Hilfe nicht geschafft. Aber davon ab?»

«Mal Spaß beiseite», meint mein Therapeut. «Lassen Sie mal den Tobi weg, der sich dauernd hinter Witzen versteckt. Was sagt denn der andere so?»

Eingeschnappt verschränke ich die Arme vor mir und starre zur Seite auf das Fenster, hinter dem gerade die Welt untergeht.

«Also erstens», sage ich, ohne den Kopf zu ihm zu drehen, «sind die *beiden* Tobis *ein* Tobi. Wenn Sie wüssten, was manchmal in meinem Kopf passiert – das ist ohne Witze gar nicht auszuhalten, so trist ist das. Schätze, das ist Galgenhumor oder ertragen oder mutig sein wollen und nicht so sehr verstecken. Weil jeder Teil in mir weiß, dass mit Verstecken, wenn ich ausnahmsweise ehrlich bin, Essig ist. Und jeder Teil in mir zweifelt, ob das alles jemals wieder besser wird, anders wird. Aber um Ihre Frage zu beantworten: Keine Ahnung, ob ich Fortschritte mache. Ich weiß nicht. Klar, ich hab aufgehört zu saufen. Juhu. Gestern habe ich meine Teller gespült, einfach so. Aber sonst? Sind das Fortschritte? Ist das irgendwas? Oder sind das letztlich nur Sandsäcke? Sehen Sie, schon wieder so beschissene Fragen, die ich nicht beantworten kann.»

Die Arme vor meiner Brust lösen sich, gleiten kraftlos auf meine Oberschenkel. Ich schaue von der Heizung hoch zur Decke.

«Verstehen Sie, dass mich das frustriert? Die Perspektive ist so unklar. Ich habe keine Ahnung, ob ich die Hälfte geschafft habe – oder nur ein Prozent. Dieser ‹Fortschritt›, wie Sie das sagen, der fühlt sich so beliebig und klein an.»

Mein Blick wandert von der Decke die Wand herunter, an großen, warmen Bildern in Gelb und Orange vorbei und bleibt auf der Schulter meines Therapeuten liegen.

«Also», sagt er, «Sie sind ja echt 'ne blöde Nuss manchmal.»

«Ey!», rufe ich, und mein Blick springt wie von selbst zu ihm hinüber. «Sie sollen so was doch nicht sagen.»

Jetzt kann ich sehen, dass er grinst. Interessant.

«Sie werden das schon verkraften, Herr Katze. Schauen Sie mal ...»

Mein Therapeut beugt sich nach vorn, so tief, dass er sich mit seinen Unterarmen auf den Knien abstützen muss. Die Hände liegen sanft gefaltet ineinander, während er mich unverwandt fixiert.

«Schauen Sie mal, Sie haben das Gefühl zu stagnieren. Ich verstehe das. Wirklich. Und das ist auch ganz normal. Sie haben, vertrauen Sie mir da, sich wirklich entwickelt. Fortschritte gemacht. Ganz sicher. Ich habe das irgendwo aufgeschrieben, und damit ist es ja quasi offiziell. Aber ich habe Ihnen gesagt, mehrmals, und werde das wohl weiter tun müssen ...», er lächelt, «dass ich keine magische Lösung habe für Ihr Problem. Und dass auch *Sie* keine magische Lösung haben werden. Tut mir leid, Sie da enttäuschen zu müssen, aber es wird Ihnen nicht passieren, dass Sie eines Tages in der Küche stehen oder beim Einkaufen oder im Park und Ihnen dieser eine Gedanke kommt, der alles erklärt und Sie heilt. Wenn's bei Walt Disney Depressionen gäbe – *da* wäre das so. Aber es geht eben nicht um *die eine* Antwort, *die eine* Erkenntnis. *Wenn* es um *eine* Sache wirklich geht, dann um Geduld. Und Ausdauer.»

«Das waren jetzt zwei Sachen», sage ich.

«Ich weiß. Ausdauer schien mir dann doch passender als Geduld, aber da hatte ich das schon gesagt», murmelt mein Therapeut entschuldigend. «Aber eigentlich geht es um beides. Geduld und Ausdauer. Hier ist eine einfache Frage für Sie: Haben Sie genug Geduld mit sich selbst?»

Ich zögere. Geduld. Das ist eine beschissene Tugend, gerade, wenn es einem schlecht geht. Und Geduld mit mir selbst – habe ich die nicht bewiesen, indem ich komplette

Wochen im Bett verbracht habe? Geduldiger als das geht's ja wohl kaum. Geduld, Geduld. Früher hat man da Langmut zu gesagt, und das ist das wesentlich coolere Wort für das, was ich jetzt brauche. Nicht einknicken, nicht untergehen und ertrinken. Langmut. Fühlt sich bis hierher an, als hätte ich gerade den Ärmelkanal durchschwommen. Und am Strand von Dover sagt dann irgendwer: «Coole Nummer, und jetzt noch mal zurück.»

Die Frage ist ja gar nicht, ob man das schafft. Sondern ob man sich das zutraut.

«Ich weiß nicht», muss ich ehrlich antworten, und dann lehne ich mich auch nach vorn und suche seinen Blick.

«Seien Sie mal nicht so pessimistisch.» Sanft und leise schiebt er diese Worte in mein Ohr und vorsichtig. «Vielleicht verlangen Sie zur Abwechslung einmal nicht von sich selbst, alles gleich herauszufinden zu müssen. Es gibt, und das wird Sie jetzt vielleicht überraschen, Fragen, die man einfach nicht beantworten kann, Herr Katze.»

«Sie vielleicht nicht, weil Sie unkreativ sind. Mir fällt zu allem eine Antwort ein.»

«Ja, das merke ich.»

Diese Worte sind nicht mehr so sanft, und er katapultiert sich mit ihnen wieder zurück in die aufrechte Haltung, mit übergeschlagenen Beinen und seinem ewigen Notizblock in der Hand.

«Entschuldigung. War ein Reflex.»

Ich habe keine starken Worte, die mich zurückschleudern könnten, und so muss ich aus eigener Kraft zurück in irgendetwas Aufrechtes kommen. Meine Arme stemmen sich auf die Knie und schieben mich nach oben. Dann lasse ich mich hintenüberkippen, in die Lehne meines Sessels, um darin zu versinken. «Sie haben ja recht. Aber ist das so schlimm, die Dinge verstehen zu wollen? Sich selbst wirklich verstehen zu wollen? Ich dachte, das wäre so eine der Sachen, die Sie für erstrebenswert halten.»

«Natürlich können Sie das wollen», grinst mein Therapeut. «Sie sollten das sogar *wollen*. Sie sollten das aber eben nicht von sich *verlangen*. Verstehen Sie? Und zusehen, dass ausbleibende Antworten Sie nicht an den Fragen zweifeln lassen.»

«Jetzt werden Sie aber ganz schön spirituell. Ist das noch Psychologie, oder müssen wir da schon aufpassen, ob das noch von der Krankenkasse gezahlt wird?»

«Touché.»

Mein Therapeut breitet fast untertänig seine Arme aus. Dann beginnt er, mich offensiv anzuschweigen. Meine nackten Füße wühlen sich in den weichen Teppich, schieben sich hin und her, machen es sich bequem und warm. Da ich keinen Druck verspüre, irgendetwas Sinnvolles von mir geben zu müssen, geht mein Blick ganz ziellos durch den Raum spazieren, und mein Verstand streunt hinterher wie ein Hund auf einer Wiese. Fragen ohne Antworten. Na toll.

Nach einer Zeit landet mein Blick wieder bei meinen Füßen, die friedlich auf dem Teppich liegen und unschuldig dösen. Mein Verstand will das auch. Aber er weiß, dass das nicht geht. Er muss den ganzen Laden am Laufen halten. Manchmal vergisst er das. In letzter Zeit aber viel seltener. Da macht er Fortschritte.

AHA!

Der Regen drückt immer noch gegen die Fensterscheiben und wirft mit Eis dagegen. Weltuntergang. Wunderschönes Chaos.

«Akzeptanz», werfe ich in den Raum.

«Ist ein mächtiges Wort», sagt mein Therapeut.

«Na ja», entgegne ich, «ich meine, also, jetzt nicht so was Abschließendes. Sondern was, na ja, Akzeptierendes.»

Er schaut mich ratlos an. Habe ich das also auch endlich geschafft.

«Na, ich meine das irgendwie so: Meine Depression kann ich ruhig scheiße finden, aber nicht so scheiße, dass mich das kaputtmacht. *Ist klar.* Ich kann auch sagen, dass ich den Ist-Zustand nicht akzeptieren will. Nicht als *Endstadium.* Ist *auch* geschenkt. Aber: Die Tatsache, dass ich vielleicht nie diese eine bahnbrechende Disney-Erkenntnis haben werde, die muss ich akzeptieren. Und die Tatsache, dass ich die beschissene Depression vielleicht nie loswerde. Und natürlich, dass ich eine Depression habe. Dass das aber kein Weltuntergang sein muss.»

«Na, das ist doch mal eine Basis, mit der wir arbeiten können», freut sich mein Therapeut. «Das nennt man übrigens Fortschritt», setzt er feixend hinterher.

«Jaja, ich weiß. Ich brauch manchmal 'n bisschen länger für die Dinge», knurre ich, amüsiert von mir und meiner eigenen Unfähigkeit, mir selbst auf die Schulter zu klopfen.

«Ich denke», sagt mein Therapeut, «dass wir mit dieser Akzeptanz ganz gut arbeiten können. Ich glaube, dadurch werden sich ein paar neue, sehr spannende Fragen ergeben.»

Er lächelt.

«Na toll», sage ich. «Sie machen das doch mit Absicht. Immer nur Fragen. Wird das nicht langweilig?»

«Eigentlich nicht.»

Schnaubend schüttle ich den Kopf. Ist schon verrückt. Verrückt sein ist verrückt. Das denke ich ganz liebevoll von mir selbst. Dass ich verrückt bin. Einfach so, obwohl das Wort nicht stimmt. Aber ich mag das Bild, das da in meinem Kopf entsteht. Wenn etwas verrückt wird. Das gefällt mir. Wenn man die Möbel neu hinstellt, sie also *ver-rückt*, dann läuft man in der ersten Zeit nachts auf dem Weg zur Toilette schließlich auch immer dagegen. Aber: Das ändert sich. Und das ist toll.

«Vergessen Sie Ihre Socken nicht», ruft mein Therapeut.

«Ich doch nicht», sage ich und ziehe die Schuhe noch mal aus.

Barfuß tapse ich zurück zur Heizung und greife durch den Farn-Dschungel nach meinen Strümpfen. Sie sind getrocknet. Und warm. In warme Socken schlüpfen ist wie eine Umarmung. Ich lächle kurz und schüttle erstaunt den Kopf.

Fortschritt. Ist ja ein Ding.

Dann steige ich zögernd in die nassen, kühlen Schuhe. Knöpfe die Jacke zu, während mir mein Therapeut die Hand gibt.

«Bis nächste Woche.»

«Mittwoch, richtig?»

«Ganz genau um elf.»

«Na dann», sage ich und schaue noch einmal kurz über den Flur hinweg durch das Fenster nach draußen.

«Wollen Sie da jetzt wirklich raus? Bei dem Unwetter? Möchten Sie nicht noch ein paar Minuten warten, bis mein nächster Patient kommt?», fragt er und blickt ebenfalls raus aus dem Fenster, wo der Regen die Welt immer noch mit Eis verprügelt. «Also, *falls* er kommt», setzt er dann zweifelnd hinzu und lächelt sein schiefstes Therapeutenlächeln.

«Passt schon», sage ich mit kratziger Stimme, während ich grinsend die Tür hinter mir zuziehe.

«Ist doch nur Wasser.»

Nachwort

Liebe Bonnie,

es ist seltsam, seit du weg bist. Ich denke an deine Beerdigung, als der Himmel über uns zusammenbrach und sich so viele stumme Tränen auf unsere Köpfe und dein Grab ergossen. Und daran, dass wir lachen mussten über diese extra große Portion Kitsch, deinen letzten ironischen Mittelfinger an all das Leben und die Konventionen. Sogar dein Sterben schien uns in diesem Moment ein ironischer Kommentar von dir. Dichtgedrängte Menschen in diesem kleinen Raum, Gitarrenmusik in zerrissenen Jeans, und so wie ich dich kannte, hast du wahrscheinlich draußen an deinem eigenen Grab gestanden, geraucht und dann die letzte Kippe in diese unscheinbare Grube geschnippt, bevor du mit einem Lächeln im Gesicht etwas linkisch fortgegangen bist.

Du warst ein Flipperball, obwohl das Wort so unsagbar albern klingt. Hereingeschossen in das Leben, immer nur gegen deinen Willen von außen beschleunigt, bist du überall angestoßen, hast dabei viel Lärm gemacht und wolltest doch immer nur einfach fallen. Richtungslos, eine Masse ohne eigene Kraft.

Du sitzt neben mir. Stetig. Wie damals auf dieser Terrasse, die jetzt ohne dein schweres Lachen auf ewig verändert und stumm sein wird für mich. Du siehst mich so an, wie du mich damals angesehen hast, belustigt, kühl und warm zugleich, du Mensch voller Widerspruch.

Schaust über meine Schulter, zurückgelehnt mit einem Bier

in der Hand, und betrachtest, was ich da tue mit dem, was du in mir zurückgelassen hast.

Ich verstehe es nicht. Ich verstehe dich nicht. So wie ich dich wohl nie verstanden habe.

Du hast die Liebe gesucht und immer wieder fortgestoßen, hast dein Leben gelebt, es aber nie gewollt, einfach ertragen, dass man ja scheinbar da sein muss. Und darüber gelacht, lautstark und schallend hast du darüber hinweggelacht, dass du eigentlich gar nicht hier sein wolltest.

Und jetzt bist du das nicht mehr.

Ich habe es nicht über mich gebracht, die Schritte bis zu deinem Grab zu gehen. Stand auf Abstand standhaft im Stillstand. Und schaute hinüber. Hinüber zu all denen, die mehr Mut bewiesen als ich, und du neben mir, in deiner Lederjacke und mit den dunklen Haaren, schobst sie hinter dein Ohr und legtest ein letztes Mal so schwesterlich grob deinen Arm um mich, wie nur du das konntest.

Und dann wollten alle über dich sprechen. Sprechen über deine Geschichten mit uns. Und ich wollte schweigen, schweigen über alles, wer du warst, weil ich dich nicht verstand und verstehen wollte. Du hast dich fortgestohlen und mir viel mehr dagelassen, als du selbst je besessen hast. Und das sitzt jetzt jeden Satz, den ich schreibe, neben mir und lächelt wohlwollend, was ich da wohl so treibe, was ich wohl daraus mache, wie weit ich damit wohl kommen werde, und es fühlt sich an, als würde dir nichts auf der Welt mehr Freude bereiten, als zu sehen, wie andere durch dein Schicksal etwas Kraft tanken können, wie es sich in irgendetwas verwandelt, wozu du selbst es nie formen wolltest.

Und es war nicht dein Tod, der all das hier so hat werden lassen.

Das waren du und ich.

Du hast mich ein letztes Mal freundschaftlich angerempelt.
Und mich damit auf einen neuen Weg geschubst.

Danke. Einfach nur danke.

Wo auch immer du jetzt bist.

Dank an

Luise – für unendliche Geduld, Ideen-Pingpong, Liebe und Kritik, meine Familie Bärbel, Werner und Sebastian – für alles, was ich weiß und wer ich bin, Marco – für das Vertrauen und die Chance, Mu – für Gelassenheit, Kopf und jeden Rat, Laura – für den stärksten Arm und die leichte Seele, Miri – für so viele Worte am Wasser, Bülent a. k. a. 2Seiten – für Pluto und den Soundtrack dieser Tage, Torsten – für den ganzen Weg, Wolfgang Bödeker – für die jahrelange Unterstützung, Sebastian23 – für die richtigen Worte zur richtigen Zeit, Olaf & Carmen – fürs Familiesein, Katarina Ratert – für die Begeisterung, die das alles möglich machte, Bigs – für so viel Euphorie und Kritik, Schnobi & Tide – für euch wundervolle Genies, Rainer & Schlakks – für die gemeinsame Leidenschaft, Thilo – für Sonne und Metrik, Basti – für die Lakonie, Michael Heide – auch wenn er selbst nicht weiß, weshalb.

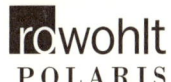

Der neue Stern am Philosophen- himmel

Wie wollen Sie leben?
Leben wir unseren Traum oder die Träume anderer? Wie folgt man eigentlich seinem Herzen? Belügen wir uns selbst, und wenn ja: Wollen wir damit überhaupt aufhören? Welche Kraft können wir schöpfen, wenn uns der Tod im Leben begegnet? Und warum brauchen wir andere, um wir selbst zu sein? Übersichtlich, humorvoll und anschaulich führt Nicolas Dierks den Leser durch philosophische Fragen, die uns alle betreffen.

Sb 067/1 · Rowohlt online: www.rowohlt.de · www.facebook.com/rowohlt

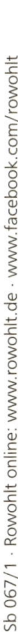
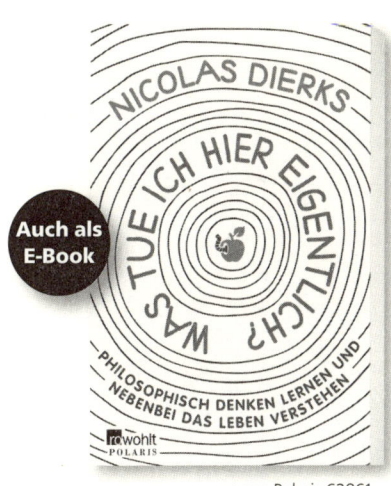

rororo Polaris 62861

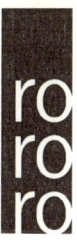

Ist die Hühnersuppe vegetarisch?

Jeder kennt das: Für einen Sekundenbruchteil denkt man völligen Quatsch. Und das Gehirn? Hat geschlafen und würde am liebsten so tun, als sei nichts geschehen. Vielleicht hat dieses weitverbreitete Phänomen der Augenblicksdummheit deshalb bisher keinen Namen. Dabei liegt er auf der Hand. So ein Gedankenaussetzer ist ein Sekundenschaf.
Die lustigsten Gedankenaussetzer versammelt dieses Buch – zum Lachen, Weitersagen und Verschenken.

Sb 073/2 · Rowohlt online: www.rowohlt.de · www.facebook.com/rowohlt

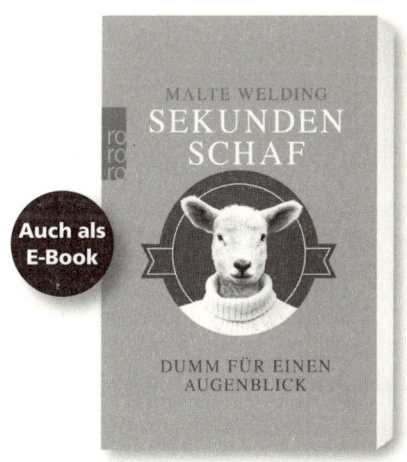

roroo 63069

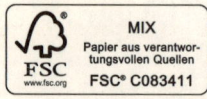